养生筑基功

张广德　胡晓飞　著

北京体育大学出版社

策划编辑　力　歌
责任编辑　张　力
审稿编辑　苏丽敏
责任校对　罗乔欣
版式设计　联众恒创

图书在版编目（CIP）数据

养生筑基功 / 张广德，胡晓飞著 . -- 北京 : 北京体育
大学出版社 , 2017.12（2020.6 重印）
ISBN 978-7-5644-2834-1

Ⅰ . ①养… Ⅱ . ①张… ②胡… Ⅲ . ①养生（中医）—
基本知识 Ⅳ . ① R244.1

中国版本图书馆 CIP 数据核字 (2017) 第 328989 号

养生筑基功　　　　　　　　　　　　张广德　　胡晓飞　著

出　　版　北京体育大学出版社
地　　址　北京市海淀区农大南路 1 号院 2 号楼 4 层办公 B −421
邮　　编　100084
网　　址　http://cbs.bsu.edu.cn
发 行 部　010−62989320
邮 购 部　北京体育大学出版社读者服务部 010−62989432
印　　刷　北京富泰印刷有限责任公司
开　　本　710 mm ×1000 mm　1/16
成品尺寸　240 mm ×170 mm
印　　张　6
字　　数　93 千字
版　　次　2018 年 1 月第 1 版
印　　次　2020 年 6 月第 2 次印刷
定　　价　28.00 元

前　言

　　人的生命如此珍贵，因为，人生不能重来，而且新生命的到来是一个极微小事件。有研究表明，您来到这个世界的概率大约只有三百亿分之一。因此，在我国的古典文集和历史文献《尚书》中提到的"一曰寿，二曰富，三曰康宁，四曰攸好德，五曰考终命"的"五福"中，不仅把健康作为重要指标，而且把长寿作为其首选。道家鼻祖老子更是把"长生久视"作为养生修炼的最高目标来追求。世界卫生组织也提出，健康是"1"，幸福、快乐、事业、发展、金钱等都是"1"后面的"0"。没有健康这个"1"，后面的"0"再多都没有意义。

　　随着信息时代的到来，科学技术正以前所未有的速度向前发展，这为人类创造和积累了大量财富。然而，人们在享受丰富而极致的物质和精神生活同时，也承受了极大的身心压力，加之社会节奏加快，信息变化过频，局部负担过重，体力劳动减少，食物过剩和生活作息失律，从而使现代人患各种身心疾病的概率增大。高血压、冠心病、糖尿病、癌症、神经衰弱等现代文明病的发病率和死亡率不断攀升，并且亚健康状况日益严重。博思数据显示，目前中国亚健康人群已达70%，并且显示出，受教育程度越高，亚健康程度越严重的特征。许多精英英年早逝，无奈地撒手人寰，令人扼腕。这一切的罪魁祸首就是生活方式不合理！为此，世界卫生组织提出"合理膳食，适量运动，戒烟限酒，心理平衡"的科学生活方式（称为健康长寿的"四块基石"），研究发现，只要很好地实践这一科学生活方式，就可以使现代文明病的发病率和死亡率下降，可以使寿命延长。在我国，早在两千多年前的《黄帝内经》中就提出了"上古之人其知道者，法于阴阳，和于术数"的养生方式。并指出，实践了这种养生方式就可以"享尽天年，饮食有节，不妄作劳，起居有常"，而违背了这种养生方式就会"半百而衰"（《黄帝内经·上古天真论》）。

值得注意的是，无论是世界卫生组织，还是《黄帝内经》无不把锻炼作为健康长寿的主要手段，因为，它不仅可以有效地增强体质，防治疾病，还可以作为实践科学生活方式的载体和抓手，使您可以更自然合理地去实践科学的生活方式。特别应该指出的是，中华传统的养生功法，饱含着中华传统养生文化，承载着独特的养生和健身哲理，蕴含着丰富的健身内容，并且以意、气、形"三调"完美结合的形式，使人们通过练习不仅可达身心和谐、祛病强体的目的，而且可以有效地潜移默化地汲取养生知识，建立养生理念，提升人生智慧，进而达到身心合一、人社合一及天人合一的和谐境界。

但是，在我们以往的教学和做电视节目时发现，学员往往见面就问："老师我有×××病，练功能练好吗？""练这个可以治好腰疼吗？"而电视导演也会经常设置像"颈椎病""髌骨劳损""高血压"等一些疾病，让专家来教观众通过练习功法来治病，目的就是想增加其电视节目的收视率。也就是说，多数传统养生术的练习者，往往都喜欢追求短、平、快的练习方式。人们只重视练功的即刻疗效，而不重视其练功过程；只青睐直接切入功法练习，而忽视基础修炼；只注重外在的活动，而缺乏内心的修炼。这些与现代生活的快节奏、西方社会"快餐文化"的浸入不无干系，也和目前缺乏简单易学、科学实用的养生术基础功有关。这种急功近利的做法往往是见效甚微的，因为传统养生术的主要功能是通过身心的调节来达到防未病的作用，这需要练习者清虚静定地潜心修炼，进而用心来体会身心灵的结合。要达到这个目的，掌握正确的练习方法和构筑坚实的功底是必不可少的。也就是说，要想练好传统养生术，必须达到身形正确、动作协调、气感充盈、呼吸匀长、意念专一、意境和谐的要求。这就要求练习者有一套目的明确、内容充实、原理科学、方法简便、过程顺畅、效果显著和安全可靠的基础练习，使练习者有的练、喜欢练、有收获，这样才能在取得效果、享受过程当中提高功力。

　　为此，我们在挖掘整理古人的收心、止念、内视、守窍、吐纳、周天、保精、补精的基础上，巧妙地设置了"调理后天""补益先天""开合拉气""博采天阳""气贯百会""广纳地阴""气归丹田"和"意行任督"等环节，并通过拉气、采气、蓄气、行气等方法的运用，结合凝神、调息，使练习者在享受练功的同时，形成中正安舒的身体姿态、上下协调的动力定型、松沉自然的充盈气感和如沐春风的愉悦心境，进而获得净化大脑、放松精神、调节自主神经、畅通气血、壮中补元的练功效果，更重要的是使广大爱好者通过长期的"筑基"练习，筑牢意、气、形三调合一的基础，进而享受终身，永葆青春。

作者寄语

巍巍华夏，养生之道，源远流长；辽阔九州，期颐之星，代代辉映。《周易》医理，博大精深；中医典籍，内容繁巨，使学练者诚难阅尽，而望洋兴叹！

《养生筑基功》一书以易医相通为焦点，全面阐述了"运动观、平衡观、整体观"的修身养性之道，并通过深入浅出、通俗易懂、生动活泼的诠释整理成册。经20多年的教学实践和推广证明，有如下特点：①读者一览即懂；②习练者一练就会；③每练均有新意，韵味无穷；④使青年人精神盎然；⑤唤回年老者童心，使一味追求药补、食补之君，观念速转，精神抖擞，在施展才华的途径中享受平安康乐，有增龄延寿之效。

在多年的教学推广中，《养生筑基功》深得广大气功爱好者的喜爱，多次受到有关专家学者的肯定，现呈现于世，望不吝斧正！

作　者
丁酉年秋月于北京

目　录

全部影像视频

本书二维码使用说明

　　本书资源全部指向书链网，您可以直接微信扫码，观看视频讲解示范，也可以在手机里安装书链客户端（APP）扫码使用，APP下载视频到手机，可以支持离线播放。

第一章　养生筑基功概述

第一节　养生筑基功的概念

一、何谓养生

养，有保养、调养、补养之意；生，即生命、生存、生长之意。养生就是"保养生命，使之长久"（《辞海》）。养生也称摄生、道生、养性、卫生、保生、寿世等，其含义为：顺应自然，实践科学的生活方式。"摄生"一词首见于道家鼻祖老子的"摄，养也"（《老子·五十》），而"养生"一词，则首见于《庄子·内篇》文惠君的"善哉，吾闻庖丁之言，得养生也"。它是古人在认识了人和自然的有机联系，在掌握了人体生理、心理活动，以及疾病的发生、发展、变化规律之后，作为增进身心健康、预防疾病发生的积极手段而不断发展、完善起来的摄养理论和方法体系。

在漫长的人类发展过程中，我们的祖先创造了辉煌的理论和功法体系，并且获得良好的效果，为中华民族的繁衍生息做出重要的贡献。《黄帝内经》关于"上古之人，其知道者，法于阴阳，和于术数；食饮有节，起居有常，不妄作劳，故能形与神俱，而尽终其天年，度百岁乃去。今时之人不然也，以酒为浆，以妄为常，醉以入房，以欲竭其精，以耗散其真，不知持满，不时御神，务快其心，逆于生乐，起居无节，故半百而衰也"（《素问·上古天真论》）的论述，正是养生理论、方式与作用的充分体现。这种观点集中表现在对合理生活方式的重视上。这对提高人体机能、预防疾病具有重要意义。

人类自古以来就非常强调预防疾病的重要性，《素问·四气调神大论》云："是故圣人不治已病，治未病；不治已乱，治未乱。夫病已成而后药之，乱已成而后治之，譬犹渴而穿井，斗而铸锥，不亦晚乎！"（《黄帝内经》）并提出"上工治未病"的观点。也就是说，最好的医生能够治疗没有得病以前的"病"，现代医学也提出预防医学的思想。党中央非常重视"治未病工程"，我国还于2014年8月18日正式成立了"全国治未病项目管理办公室"。养生的目的正好契合了这种治未病的思想和要求，因为，养生主张"节"与"和"，讲究"避害"。在《吕氏春秋·节丧》中就有"知生也者，不以害生，养生之谓也"的论述。老子也有"盖闻善摄生者，陆行不遇兕虎，入军不被甲兵"的观点。庄子的《庖丁解牛》则讲述了"以无厚入有间，是以十九年而刀刃若新发于硎"的道理。这些都无不把"避害"作为养生的重要内容。晋代养生家葛洪更是直接提出"养生以不伤为本"的主张。因此，养生这种避害或不伤的思想和方法对于强健身体、预防疾病和延年益寿具有重要意义，对于推动我国"治未病工程"的开展具有积极的现实意义。

养生的内容十分丰富，包括生理、心理、生活规律、卫生、营养、房事和锻炼，而且无不把锻炼放在重要的地位。"导气令和，引体令柔"（《庄子·刻意》），"动摇则谷气得消，血脉流通，病不得生，譬犹户枢不朽是也"（陈寿《三国志·魏书·华佗传》）。养生锻炼要强调基本功的练习，注重多实践，讲究科学合理，强调炼神，以达到《庖丁解牛》描述的"臣之所好者，道也，进乎技矣""神遇而不以目视，官知止而神欲行""依乎天理"的目的。这就需要我们能有一整套简便、易练、有效的基础功法，使练习者通过长期的练习达到"营魄抱一""专气致柔""涤除玄览"的练功最高境界。

二、何谓筑基

筑基，道教内丹术语，指内丹修炼的准备和打基础阶段。内练之初，需要先修复身体，补充精、气、神三宝，使体内三宝充足旺盛，犹如构筑房屋先奠基础，故名。通常人们练功因年龄、体质等有所不同，故其起手功夫也各有不同。中医学名词，指气功锻炼法中的奠定基础阶段。通过调神（收心、止念、内视、守窍）、调气（调节内外呼吸、意念引导气血来通调奇经八脉）、调精（调补真元之气来保精、补精）等法，逐渐积累使之精满、气足、神旺。在基础坚实的情况下进行炼精化气、炼气化神、炼神还虚的修炼。

三、何谓养生筑基功

养生筑基功就是借鉴了内丹的修炼理念和中医的调养精、气、神理论，以三调为练习手段，其目的是为养生功法的练习打好基础。具体来说是指：以中国传统文化为指导，以现代生物科学理论为基础；以意念导引、呼吸调节和身体活动为练习手段，以三调合一为基本要求；以恬淡虚无、精神内守为最高境界；以掌握三调基本技术、提高三调合一基本能力为准则；以打好练功基础、增强气感、提升功力、提高练习效果为基本目的的桩功。

也就是说，养生筑基功是以打好基础、提高功力为目的的一种修炼。它是一套方法简单、形式简练、手段要求全面的基础功法，也是一套以强调中正安舒的桩功为主要形式，以协调柔缓的动作为基础，以悠匀细缓的呼吸为动力，以绵绵若存的意守为核心，以意、气、形三者完美结合为目的的动静结合功法。养生筑基功旨在培养练习者正确合理、放松自然的身形，协调自如、圆匀柔缓的动作，建立上下相随、内外相合的动作定型；掌握自然流畅、悠匀细缓的呼吸方法，提高把握呼吸节奏的能力，学会调控意念、提高运用意识的能力，同时还要加强气感体验，增加对气的正确认识和敏感性，为进一步练习各种养生功法和太极打下良好的基础。其核心就是"增强意识的调控和运用能力"，而不是追求开天目和激发特异功能等不切实际的违背科学的奇功异方。

第二节　养生筑基功的源流

一、养生筑基功的起源

养生筑基功是笔者在总结数十年传统养生练习实践的基础上，通过研究传统养生术中意气功之意守丹田法、意守命门法、意守涌泉法和小周天运行法等练习方法，结合中国传统养生术中的宁神、调息、采气、行气、吐纳等理论与方法，并在汲取了《医用静功学》《静坐修道与长生不老》《宁神炼意调心功》《养血补气益寿功》等功法精华的基础上，经过反复实践体验和科学论证于 2005 年创编而成的。

二、养生筑基功的发展

养生筑基功自创编以来，经过十多年在国内外推广应用和科学实验，证明其不仅功法简单、易于学练，而且作为基础功法，在帮助练习者修炼身心、提高练习者基本能力和练功层次等方面具有显著的效果，深受国内外广大健身爱好者的欢迎。此外，还因其适合在办公间隙练习，又对缓解办公室人员的精神紧张、改善消化不良等症状具有显著效果，因而受到现代白领的追捧。目前，本功法已传播到国外，包括美国、俄罗斯、德国等30 多个国家和地区，为提高各国传统养生爱好者的练功水平、增进各国人民的健康发挥良好的作用。

第三节　养生筑基功的编功思路

由于养生筑基功主要是通过三调合一达到净化大脑、平调呼吸、协调身形、畅通气血、内安脏腑的目的的，所以，本功法在安排以意念为主的不同形式桩功的基础上，还设计了有利于采气、引气、敛气、蓄气、行气和吐纳的动作方法、动作形式、身形身法和手形手法；在练习和桩功顺序上嵌入了底蕴深厚的易学、中医学原理，并遵循目的明确、有序合理、故事性强和自然顺畅的准则，力求功法简便、实用、有效和普及性强。

一、协调身形、心平息和

在设计养生筑基功时，首先要帮助练习者协调好意、气、形，使三者和谐。所以在预备势中，功法安排了"起功三调"。

因为，练习者只有通过放松身形、调畅呼吸、平静情绪三者相结合，才能为筑基功的进一步练习做好准备，这是养生功法的基础。打好了这个基础，练习者才能达到"恬淡虚无、精神内守"的境界，进而实现"载营魄抱一，能无离乎；专气至柔，能婴儿乎；涤除玄鉴，能无疵乎"（老子《道德经》）的练功最高境界。由于呼吸顺畅要在身形中正安舒的基础上进行，而心情的平静又需要形息的协调配合来实现，因此，采用何种身形和动作来帮助练习者有效达到敛神静气的目的，是我们创编养生筑基功的首要任务。

为此，养生筑基功的功前准备就安排了"起功三调"来直指"三调合一"。具体采用的姿势是"拜佛式"。佛，梵文佛陀（Buddha）音译的简称，意译"觉者"。佛经曰：凡是能"自觉""觉他""觉行圆满"者皆名为佛，佛教徒即以此为对教主释迦牟尼的尊称，来引领练习者进入虔诚之至的状态，从而达到迅速净化心灵的目的。

本式要求练习者沉髋松膝，身体中正安舒，同时两掌合十于面前，并通过"眼观鼻，鼻观口，口观心，心观丹田"（佛语）来聚敛思绪，平静大脑，其将使练功者"仿佛自己置身于一座苍松环抱、翠竹成林、祥光蔼蔼、云雾纷纷的古刹之中，整个身体就像霞光缥缈，香烟缭绕一样地漂浮着"，有身轻如燕之感，使练习者忘却一切杂念，放松身体、平静情绪。

二、补益脏腑、筑牢基础

在身心放松之后，就要考虑通过意、气、形的合理运用，来调节内脏功能，全面增强体质，进而达到养内壮外，为更好汲取天地精华之气服务。

　　然而，要想采气以充身，必须有一定体质条件作为保障。众所周知，进补补药是有一定条件的，身体太虚弱的人，如果过多过猛地进补人参、鹿茸和天麻等补品，就会造成虚火上炎，阳气内脱，不仅效果适得其反，严重的还有生命危险。因此，只有将身体调养到一定的健康水平，才可适当进补补品。其实练功采气也是一个道理，如果练习者身心内外都没有调理好，就不能或也不可能马上采敛大量的天地精华之气来调补内气。这就要求练习者在采气之前，将身体内外调整好，使练习者在内，脏腑功能加强，精神放松；在外，身体放松，气血周流，使内外各部和谐，进而为进一步采气打好基础。

　　如何事半功倍地调理脏腑？根据中医脏腑学说，人体有五脏六腑，如果练习中将每个脏腑都调理一遍，所花费的时间较长，也相当复杂，且难以实现，实践证明其效果也并不显著。"大道至简至易"（老子《道德经》）。所以，在调理内脏时，要抓住问题的根本，所谓"纲举目张"就是这个道理。根据中医"两本"理论，即"肾为先天之本，脾为后天之本"（中医基础）。因此，在功法创编中应该设计"调理脾胃"和"补益肾气"的练习来调理练习者的"两本"，进而实现调理全身脏腑气血、强内壮外，为之后的采气、敛气、蓄气和行气服务。

　　"丹田"是人体真气所居之处，温暖了"丹田"就可以温润和滋养所有脏腑和四肢百骸，从而使人体性命之本、生机之源、阴阳之会、呼吸之门、水火交会之乡得到改善，这对于补益先天的肾和调理后天的脾胃都有很好的作用，所谓"养得丹田暖融融，此是修真第一功"就是这个道理。又因为，"命门"为人体生命之门，是"男子藏精，女子系胞"之所。因此，在采气之前，功法先安排了以意守"丹田"为主要方式的"调理后天"的桩功，以此来温暖习练者的"丹田"，达到和胃健脾的目的。在"调理后天"结束之后，接着安排了以意守"命门"为主要方式的"补益先天"的桩功。也就是通过温煦"命门"来畅通督脉，而"督脉贯脊属肾"，这样就可以调理肾气，使先天之气充盛，进而有助于全面调摄五脏、四肢百骸和精神。

三、接引天地、摄取精华

在五脏得到调理之后，就可以通过合理的身体姿势和动作方法，配以巧妙适度的意念诱导，来采撷天地"精华之气"，进而壮中补元。

皮肤是呼吸的辅助器官，而"劳宫穴"又是人体中最为开放、最能接受阳气的穴位，同时，"涌泉穴"则是人体中最适合接受"地阴之气"的穴位，这样，练功时，就可以通过它们来达到采天阳、纳地阴的目的。

为此，功法中设计了"博采天阳"这一式。试图通过意守"劳宫穴"来采集"天阳之气"。又为了使"劳宫穴"兴奋而敏感，气感增强，以便于它更好地接收天阳之气。在"博采天阳"之前，功法又先安排了"劳宫引气"动作，即通过两掌的"开合拉气"，来刺激"劳宫穴"，达到使"劳宫开阖"的目的；同时也提高习练者肢体对"酸、胀、麻、温、热"等得气的感觉能力，以及其上肢、下肢、躯干、眼神、呼吸和意念的综合协调能力。继而，通过"博采天阳"之桩法来采摄天阳之气。

博采天阳之后，按照阴阳平衡的原理，必然要有吸纳地阴的对称练习，使习练者身体内外阴阳平衡。因此，接下来功法中就安排了"广纳地阴"的练习，试图通过意守"涌泉穴"来吸纳"地阴之气"。为使"涌泉穴"兴奋而敏感起来，增强气感，以便于它更好地吸纳地阴之气。在"广纳地阴"之前，功法又安排了"气贯百会"动作，即丁步桩，将两"劳宫穴"上捧于头顶，将天阳之气灌入"百会穴"，并通过任脉将天阳之气沉入丹田，与地阴之气相融。同时，还通过练习时的丁步桩来踮足以刺激"涌泉穴"，使其兴奋性提高，为采地阴之气奠定基础；同时，也可通过丁步桩来达到提高腿部力量、改善平衡能力、预防骨质疏松。接着通过"广纳地阴"的意守"涌泉穴"来采摄地阴之气。

四、合法敛蓄、意行任督

在采撷"天地精华之气"之后，不可使它停止或无序运行，要通过敛气、蓄气、行气和养气的方法，使"天地精华之气"和全身之气血归入丹田，并加以有效管理，蓄养真元之气，进而促进其流畅地在全身各经络中运行，达到强身壮体，筑牢基础，为提升习练者功力和健康水平服务。

中医认为，正气存内，邪不可干；道家认为，丹田之气充盛，便可有效输布到全身，使其濡养四肢百骸，还可使气血运行有充分的物质保障，进而达到蓄存内气、壮中补元的目的。因此，练功时要设法将采撷的天地精华之气和全身之气血贮藏于丹田。正如《黄庭外景经·老子第一》云："呼吸庐间入丹田，玉池清水灌灵根，审能修之可长存。"在功法中先安排了"气归丹田"的动作，即通过身体的升降，配合两臂的外分内收，结合悠匀细缓的呼吸和专一指向丹田的意识，将天地精华、身体内外、四肢百骸和五脏六腑之气收归丹田，以蓄补丹田真元之气，而丰沛的丹田之气又具备天然良好的动力，能更好地将气血输布到全身，进而濡养练习者的身心。

中医认为气滞血瘀为百病之根，人体之气不可淤积。也就是说，练功时不可将气停留在一处。如果合理地引导和推动气血周而复始地在全身四肢百骸、各条经络运行起来，就可有效地畅通经络、调摄阴阳、强壮脏腑、调节精神，进而开发人体潜能。又因为，中医认为，"意到气到，气到血行，血行病不生"。因此，运用意识的诱导，将丹田之气运送到全身各部不失为一个有效的手段。但是，全身经络密如百川，要想逐条运达气血是一项不可能完成的任务，因此，如何快速有效地将气血送到全身各经络、四肢百骸是一个值得思考的问题。中医认为"任脉总领六阴经，督脉总督六阳经""任督相通，百脉皆通"。根据上述理论，如果借助任督二脉将气血运送到全身各条经络应该是最方便、简捷和有效的方法。因此，功法中进一步设计了"意行任督"的练习。即是通过抱球桩，通过意念周而复始地循行于督脉和任脉之间，进而促进丹田之气自然流畅地顺利循行于十二正经和周身各部的大小经络，达到强壮身体、预防百病的目的。

五、吞津咽液、强身健体

在意行任督，推动气血周流全身以后，接着要通过有效的方法尽可能多地产生唾液，并将其深深地送入丹田，以达保健身体之目的。

中医认为"正气存内，邪不可干"。练功的最终目的是为了保持、保养全身之气，以培植正气。中外研究的结果表明，唾液是人身体中含有最能提升人体之气的诸多成分的物质。所以，在功法练习的最后，安排了"咽津集神"的练习，也就是试图通过搅海、鼓漱等方法，使唾液增生，并采取汩汩有声的咽津动作，将增生的大量唾液送入丹田，以达壮中气、补元气、培育正气、强身健体的目的。

六、浴面展容、美意沓来

在练功结束以后，要通过精神内敛的松静站立和速度适中的搓手浴面，来温煦舒展面容，使美好的心理体验常驻心间。

荀子说："得众动天，美意延年。"也就是说，心情舒畅，乐观而无忧患，可以延年益寿。练功的目的就是要常留美意在心间，而浴面展容，可以使面部放松温暖，从而延长练习者的美意。

值得着重提出的是，上述各种采气、敛气、蓄气、行气、养气的采用和编排，都只是练功的手段、方法和过程，而不是练功的目的。不要把练功的目的专注在采、敛和蓄了多少气，也不要在意行了和养了多少气上，更不能去盲目追求"通周天，开天目，激发特异功能"。要将主要精力用于：掌握正确的调形、调息、调心和三调合一的方法上；放在如何提高集中精神、排除杂念、平静情绪、自我控制和运用意识的能力上；还要通过功法的修炼过程，来兼收并蓄地增长养生文化知识，领略中华传统文化的博大精深，提高哲学智慧，进而将其落实到享受练功过程、提高人生幸福指数上，而不是追求练功的结果。这样，你就可以做到"水到渠成""事半功倍"，进而达到精神上"恬淡虚无"，呼吸上"悠匀细缓"，身形上"中正安舒、协调自然"，气感上"人在气中，气在人中"；使练习者基础扎实，功力提高，潜能得到调动，身心得以康宁，并且生活幸福美满。

应该强调的是功法中能否采到"天阳"和"地阴"，能否"敛气""蓄气"，这是不可以量化的，也不是修炼养生筑基功所追求的目标。但通过这一系列的练习，可以有效调整练习者的身形和呼吸，帮助练习者提高集中精神的能力，使之能合理、自然、迅速进入到"一念排万念"状态，进而达到凝神静气、恬淡虚无的目的。这样也就可以有效调节练习者的中枢神经，降低其精神紧张程度，防治神经衰弱、失眠、高血压和消化不良等现代文明病。

第四节　养生筑基功的特点

一、便学易练、安全可靠

其含义为，养生筑基功动作非常简单，难度不高，无论在身体练习、呼吸调节和意念导引等各方面都注重方法科学、强度适度。因此，功法安全可靠，适合各界尤其是办公室白领人士练习。

老子曰："大道至简至易。"就是说，越是简单容易的东西，越能反映事物的本质规律，也越容易推广普及，进而惠及大众。所谓"真传一句话，假传万卷书"就是这个道理。"养生筑基功"只有八式，练习形式可立、可坐，甚至还可卧，便于大家学习和修炼。在动作设计和要求上较为简单，只是几个桩功和身体重心的升降，加之上肢简单的开合、内敛、外分、旋拧、上捧和下按的对称性动作的配合。在练习中，要求动作柔缓、幅度适中、强度不大，用时不强求，可以视个人情况自行调整。更重要的是，在功法的练习强度、频度、难度、量、时间和目标上，强调了因人而异的原则。在呼吸的设计上，也只是强调悠匀细缓的腹式呼吸，对顺逆呼吸方式、频率和节奏的选取都顺应自然习惯，不做硬性规定（当然，如果要针对性地防治疾病和调理脏腑，可以在教师的指导下，选择不同的呼吸方式，包括不同的呼吸频率、节奏等）。因此，桩功和动作的设计也是为呼吸的自然、连贯和深长服务的。在意念的内容、穴位、部位、形式和方法的安排上，也是和动作呼吸契合的，较为简单易行，并且用意强调顺其自然，不强求、不执着，做到"似守非守，绵绵若存"，以达"意如清溪淡流"的境界。这样可以帮助练习者更好地达到意、气、形三调完美合一的境界。

养生筑基功因为形式简单，动作幅度适中，强度和量因人而定，所以，对练习者的身体形态不会造成任何损伤；加之，要求调形为调息和调意服务，强调呼吸和意念要顺乎自然，学练要求循序渐进，目的是提高能力，享受过程。因此，在练习过程中，可以有效地避免因为追求过强、过深、过长的吸气而造成的憋气；也可以排除过强、过紧的意念造成的着相、出偏；更不会由于练功者虚无缥缈的目的而造成思想混乱。

二、中正协调、柔缓圆匀

其含义为，养生筑基功要求练习者立身中正，不偏不倚，周身放松自然，上下肢、躯干、眼各部要协调一致，也就是要强调一个整劲并且在动作的变化中要体现柔缓、圆匀、协调和灵活的练习形式，进而使肢体处于高度的自然状态，以利于练习者的身心放松，气血周流。

传统养生认为，"形不正，则气不顺；气不顺，则意不宁；意不宁，则神散乱"。因此，在练习养生筑基功的过程中，无论是桩功的外静内动，还是行功的外动内静，都要求练习者在保持身体处于高度放松状态下，力求达到：身正、顶平、项直、沉肩、虚腋、活肘、含胸、拔背、实腹、松腰、敛臀、圆裆、松膝的技术规格。在姿势转换时，要求自然松活，不僵不拘。这有助于练习者精神放松，呼吸自然，自主神经平衡协调，全身气机调和、气血畅通。

世间万物，都是以"圆"的形式存在和运行的，大到宏观世界的银河、太阳系，小到微观世界的细胞、原子、电子、质子；从人文社会，包括社会形态和人们意识形态的变化发展等，都是以周而复始的圆周运动形式循环着、联系着、发展着。而且，从中国古人朴素的唯物主义观点出发，天道是圆道。《易·系辞》曰："日往则月来，月往则日来，日月相推而明生焉；暑往则寒来，寒往则暑来，寒暑相推而岁成焉。"由于天体运动的循环往复，自然界的一切生物也随之产生周期性的变化，植物出现了"生、长、茂、枯、死"的周转，动物（包括万物之灵的人）则出现"生、长、壮、老、已"的循环。人体脏腑气机的升降运动和气血在十二正经中输注也是遵循圆周运动的。因此，在养生筑基功的功法中，强调了"中正协调，连贯圆匀"的练功特点，这是保证练习者气血畅通的最有效的方式。

具体来讲，养生筑基功"中正协调、柔缓圆匀"的特点有以下作用：（1）有助于练习者机体气机的升降、气血的周流和经络的畅通；（2）可帮助练习者充分认识世界，把握事物变化的根本规律，进而主动调控阴阳，提升人生智慧；（3）使练习者自然地达到身心合一、人社合一和天人合一的境界。

三、动静相间、采咽结合

其含义为，练习养生筑基功既强调静态的桩功和动态的柔缓练习相结合，又强调在练习中要注重采撷天地精华之气；既强调利用劳宫和涌泉等穴位采敛天地精华之气，又注重吞津咽液，以达壮中补元的目的。

"动静相间"主要是为了形神共养，所谓"动以养形，静以养神"就是这个道理。传统养生历来重视形神共养，并且强调养神为先。《养生论》说："形恃神以立，神须形以存。"《黄帝内经》还有"得神者昌，失神者死"的记载，因此，养生练习中要高度重视养神。养形的重要性，则是把形作为人体的物质基础，认为它是生命的"房舍"。

具体来讲，功法中养形是通过中正安舒的姿势、身体重心的升降、上肢运动的旋转和环转、开合来实现的。养神的方法在于"静"，正如《素问·痹论》指出："静则神藏，躁则消亡。"《昭德新编》说："水静极则形象明，心静极则智慧生。"儒家认为："静则生慧。"《道德经》认为："水静尤明，而况精神。"养形的方法则在于动，"静以养神，动以养形"。《吕氏春秋》中"流水不腐，户枢不蠹，动也。行气亦然，形不动则精不流，精不流则气郁"说的就是这个道理。

"采咽结合"则是指既要运用意识和合理的动作来有效采撷天地精华之气，同时还要注重津液的产生和吞咽。中国传统养生文化的精华之一是强调"天人合一"。《易·系辞上》说："范围天地之化而不过，曲成万物而不遗。"明确要求人们遵循天地自然规律来行事。人只有"与天地合其德，与日月合其明，与四时合其序，与鬼神合其吉凶"，才能掌握自然法则，实现天之命与人之性的整体一致。因此，练功者要根据实际情况，适时采敛天地精华之气来壮中补元。

古人认为唾液是"华池之水""琼浆甘露""金津玉液"，而且在造字的时候，就把"活"字与唾液相联系，即"活＝氵＋舌"，也就是"舌"旁有"水"才能活。明代著名中医龚居中认为："津既咽下，在心化血、在肝明目、在肺助气、在脾益神、在肾生精，自然百骸调畅，诸病不生。"充分肯定了唾液对保养五脏六腑之气、防治疾病的作用。现代科学证明，唾液里含有溶菌酶、淀粉酶、碱性离子、黏液球蛋白、免疫球蛋白、无机盐和多种活性离子，不仅可帮助消化吸收、改善糖代谢、中和胃酸、保护和修复胃黏膜，还具有杀菌、解毒、免疫、抗癌，促进组织细胞再生和抗衰老的作用，对改善体质、防治多种疾病、延年益寿具有显著作用。

因此，在养生筑基功练习中，既注重采用桩功的形式，使练功者处于外静内动的状态，达到冥心增智的目的，又安排了"劳宫引气""气归丹田"和每式之间的转换等身体运动。这样既可以刺激相关的经络和穴位，调理气血；还可以松活关节，提高全身各关节部位协调性和灵活性；而且，可以避免身体僵硬和意守太过的情况出现。但在养生筑基功练习的大部分时间内，安排的是静态练习为主的站桩，也就是说，练习以静为主，以养神为先，以此达到调养精神、改善呼吸、内安五脏、培养正确的身体姿势和提高各脏器功力的目的。另外，还通过整个练习中配合呼吸的巧搭鹊桥，结束整理时的叩齿、鼓漱等方法产生大量的唾液，然后及时咽下，送入丹田，其目的在于补津益气，壮中补元。

四、形息相随、动缓息长

其含义为，养生筑基功的练习，要求练习者在练习时，在意念的指导下，采用腹式呼吸的方式，动作与呼吸协调配合，并且要求以动作帮助呼吸，使呼吸悠、匀、细、缓。

"息"在这里是指一吸一呼，腹式呼吸就是以膈肌上下蠕动为主的呼吸。医书云："用心意集中于丹田内，一吸百脉皆合，一呼百脉皆开；呼吸往来，百脉皆通，气血周流百病皆除。"这就是说，采用气沉丹田的腹式呼吸锻炼，可以有效地畅通全身经络，使气血周流。另外，无论哪家、哪派的功法练习，都要求采用腹式呼吸方式，并且要求进出气细缓、均匀、深长。这样可以有效加强膈肌对肝、脾、胃等内脏的按摩，促进其血液循环和自主神经功能改善，特别是使迷走神经兴奋性增加；同时还可以增强呼吸肌的力量，提高肺泡气体交换的比率，节省能量，而且还可以帮助静脉血回流。最近我们通过实验也发现，采用悠匀细缓的腹式呼吸练习，可以有效地改善练习者心律失常，使他们的心脏得到很好的舒缓，并且这一效果可以延缓到练习以后的一段时间，这将对改善心血管系统功能，预防心血管意外发生有很好的作用。

另外，只有做到姿势中正松沉、动作柔和缓慢，使动作的升降、开合、松紧与呼吸的顺序、节奏、深浅、蓄停有机结合，才能达到吞吐开合自如、通调百脉的目的。

实现这个特点的基本要求是：身体中正安舒，肢体不僵不拘；动作柔和缓慢，连贯松活，才能够使得呼吸悠匀细缓，延绵深长。具体配合要做到，起吸落呼、开吸合呼、松吸紧呼、先吸后呼，吸气时肛门上提，舌顶上颚；呼气时肛门放松，舌尖下落。

五、着重于意、意绵气盈

其含义为，练习养生筑基功，要收敛思绪，将思想集中于一处，"一处"具体包括：某一动作，或某一穴位，或某一经络，或某一脏腑，或身体的某一部位，或某一景物，或某一词汇。使思想集中，杂念不生，精神恬愉，气血流通。在这种状态下获得充盈的酸胀麻热的气感。

中医讲："意到气到，气到血行，血行病不生。"《黄帝内经》指出："恬淡虚无，真气从之；精神内守，病安从来。"由此可知练功意念的重要性，而意念何处要根据练习目的的不同和要求不同而设定。养生筑基功就是根据各式的练习目的设置了意守丹田、命门、劳宫、涌泉和引气循行的内容，以达收敛思绪、排除杂念、畅通相关经络、行气血的目的。养生筑基功要求动作的方式、方法要服务于意守的要求和目的，意守的强度要绵柔适度，不要太过于专注，意守的原则是"不可用心守，不可无意求；用心着相，无意落空；似守非守，绵绵若存"，通俗地说就是"意如清溪淡流"。

六、形合息意、三调相融

其含义为，练习"养生筑基功"要强调调形是基础、调息是关键、调意是核心的理念，注重身体练习为呼吸服务，形息相合为意念服务，最大限度帮助呼吸自然匀长，思想内敛专一，并且使意、气、形三调有机结合，达到调摄阴阳、调理脏腑、畅通气血、筑基增慧的目的。

因为，三调配合的唯一准则是三调合一，即意、气、形三者完美的结合，只有合一，方能有效地为协调阴阳、调理身心服务。这就要求身体姿势不僵不拘，全身上下充分放松，动作过程如行云流水，从而较好地为呼吸和意念服务，使呼吸悠匀细长，延绵深长，神态怡然自得，意境恰如其分，意念绵绵若存。

第五节　养生筑基功的作用

一、平静情绪、净化大脑

在练习养生筑基功时，要求练习者在保持身体高度放松状态的同时，尚要运用良性语言的诱导将思想集中到自身的某一穴位、某一部位或引导气血运行上。实践证明，通过反复练习，不仅可以提高练习者对意识的控制能力，达到"以一念排万念的目的"，促使其思维活动相对单一化，杂念减少，对内外刺激因子反应减弱；还可以避免大量外界因素的干扰，形成集中的活动中心，进而呈现出"恬淡虚无"的入静境况。具体如下：

（一）节省能量

意守入静后，脑电波趋于同步化、有序化，从而促使高级神经的功能活动得到增强，神经调节性作用进一步改善，整个机体处于一个新的动态平衡状态。同时基础代谢降低、单位氧耗率下降。例如，通常情况下，人们熟睡时单位耗氧量较清醒时降低10%，而入静时单位耗氧量则低于熟睡的水平。同时，入静时大脑细胞的物质成分又具有补充、恢复的作用，从而导致熵增率变小，血浆中糖皮质激素、生长激素含量下降，中枢神经介质5-羟色胺水平提高等，实现良好的储能作用。现代社会由于科技发达，脑力劳动强度增加，人们常常用脑过度，练习养生筑基功，可以有效帮助现代白领减少脑力消耗，提高工作效率。

（二）保护大脑

因为兴奋和抑制活动是高级神经的基本过程，一切反射，包括高级思维活动都有赖于神经细胞的兴奋过程。由于兴奋伴随着生化成分的转化消耗，因此当其持续过长或过强烈时，则可导致高级神经中枢的机能障碍。高级神经活动兴奋过程必须在抑制过程的密切配合下，才能行使其正常生理职能。入静状态下的内抑制和其他生理现象一样，它不但保证了各种反射的精确实现，也可对大脑细胞生化成分及生理机能具有保护和恢复的作用，这对消除当前信息社会由于资讯的爆炸、新异刺激的增加，而对精神紧张、失眠和消化不良的症状具有良好的作用。

（三）健脑增慧

高级神经学说认为：脑电图快波占优时，具有较高的代谢率；慢波占优时，脑具有较低的耗氧量。另外，当大脑皮层某一部位处于紧张或兴奋状态时，这部位脑细胞分解过程就加强；而当大脑皮层某一部位处于放松或抑制状态，脑细胞的合成过程就加强。

练习养生筑基功时，要求练习者用心专一，意守入静，这时其意守的这一部位或穴位在大脑皮层相应的区域就会兴奋，此时该处脑电波快波频率就占优势；这将使大脑皮层其他大部分区域出现抑制，进而放松，从而形成低的耗氧量，促使练习者的脑细胞合成能力增强，大脑皮层神经细胞功能提高，神经分化和抑制能力改善，从而起到健脑增慧的作用。这对于开发青少年智力，预防老年人的"阿尔茨海默病"具有重要的意义。

（四）固本培元

养生家们把脐内视为人体的中心，称为"丹田"。意守丹田，一方面可有效地调节自主神经，使迷走神经兴奋性增强；另一方面，有助于加强腹式呼吸，使膈肌上下蠕动增强，有助于按摩肝胆、脾胃等内脏。所以在临床上可见到消化系统功能有显著改善，并可由此反射性地对相应部位的生理功能引起一系列的良好变化，包括增加肠胃蠕动，促进消化酶的产生等。由于中医称脾为人的"后天之本"，气血生化之源。因此一些内功修炼者把意守丹田视为"基础之法"。

在养生筑基功的练习中第一式"调理后天"、第七式"气归丹田"和第八式"意行周天"多要求练习者意守丹田。通过意守脐内，可使练习者很好地做到气沉丹田，从而有助于壮中气，补元气，强身健体。

在养生筑基功练习中有意守丹田、命门、涌泉、劳宫的要求，因此可以起到畅通任督二脉、强心补肾之功。

（五）畅通气血

有实验表明，意守劳宫3分钟，可使该穴位皮肤点温度上升0.5～1.5℃。在生活中也有这样的体会，当你把思想集中在身体某个部位时，也会有局部血液循环加强，热感出现。中医认为"血得热则行，经络遇热则通"。这样，通过意守身体某个部位或穴位，可以达到畅通经络，运行气血，保健脏腑的目的。

（六）防治疾病

现代医学研究表明，有50%～80%的疾病与精神紧张和心理异常密切相关，如消化性溃疡、溃疡性结肠炎、支气管哮喘、冠心病发作、高血压、甲状腺功能亢进、癌症等。而意守入静时，可以使大脑皮层进入抑制状态，起到以一念排万念的作用，从而达到调节中枢神经系统，降低交感神经兴奋性，使人忘却烦恼，心情舒畅，控制不良情绪的产生，使内分泌功能正常，从而防止上述疾病产生。另外，中医认为"痛则不通，通则不痛"。

而功法中要求意守丹田、命门、涌泉和劳宫，可有效地畅通所属经络，有助于防治心、肾等所属疾病。

二、改善呼吸、延年益寿

练习养生筑基功时，要求用呼吸悠匀细长的腹式呼吸，与缓慢柔和、连贯圆活的动作相配合，从而使练习者的呼吸功能得到改善，呼吸深度得到加长，获得内安五脏的效果。具体作用如下：

（一）按摩内脏

腹式呼吸是以膈肌上下蠕动为主的呼吸，据观察，我们通常的平和呼吸膈肌的上下移动距离只有 2～3 厘米，这很容易使人类产生疾病，"因为腹腔内藏着除了心肺、脑之外的全部脏器，包括消化系统、造血系统、泌尿系统、内分泌系统、淋巴系统的一部分，并拥有大量的血管和神经。自人类直立行走以来，即以胸式呼吸为主，腹式呼吸退化，这样，腹部运动就减弱了，造成废物堆积、血流滞缓，从而引起各种疾病"（《周易与中医学》）。通过深长的腹式呼吸，其膈肌移动的距离可以有效增加，据研究，一般可以增加到 8～12 厘米，从而可以对胸腹腔起到吸筒的作用，对腹部紧贴膈肌的肝、脾、胃进行有效的按摩，进而促进消化液的分泌，消除肝脏淤血，提高消化系统和其他脏器功能。

（二）节省能量

膈肌上下运动，可使其得到较多的锻炼，力量得到加强，平时的呼吸也变得深缓，次数减少，达到机能节省化的目的。这是因为，呼吸系统从机能上可分为两大类：其一是由鼻、气管、支气管、细支气管组成的管道系统；它不参与气体交换，只是一套供气体通过的管道系统，被称为呼吸的无效腔。据统计，呼吸无效腔的容积一般是 150 毫升。其二是肺，它由约 7.5 亿肺泡组成，是氧气和二氧化碳交换的场所。管道系统虽然没有气体交换的作用，可是每次呼吸，空气又必须先充满这些地方之后才能到达肺泡，进行气体交换。因此，应该把吸入的空气量减去管道（呼吸道）所占的容积，才是具有实用价值的呼吸量。可见，在同一时间内细匀深长的腹式呼吸比表浅呼吸到达肺内的空气量多得多。

每次呼吸时，无效腔里都要充满空气，运送它的出入是需要能量的，也就是说，每多一次呼吸，就要做一次无用功。如果呼吸次数减少，消耗在运送无效腔中气体的能量就会减少，从而产生能量节省化效益。不仅如此，养生筑基功要求采用的是悠匀细缓的腹式呼吸，这样，通过一段时间筑基功的练习，可以有效地提高练习者呼吸肌的力量，使其安静时的呼吸频率降低；这样，就可以有效地降低无用功的消耗，达到机能节省化的目的。值得指出的是，现代体育运动也可以有效地提高锻炼者的心肺功能，使其肺活量增大，平时生活中每分钟的呼吸次数减少，达到健身强体的目的。现代体育锻炼是以增加每分钟呼吸次数的方式，达到减少自然状况下呼吸频率的目的，而养生筑基功则是通过减少每分钟呼吸次数的练习，达到降低自然状况下呼吸频率的目的。因此，或许这种练习方法更有利于延年益寿。

（三）促进血流

深长的腹式呼吸可以使肺叶下部气体的比例减小，并由于呼吸深度加大，有利于大静脉和心房的扩张，从而加强静脉回流，促进血液循环，起到健身的效果。

（四）延缓衰退

生理学原理告诉我们，肺泡是由单层上皮细胞构成的半球状囊泡。肺泡是肺部气体交换的主要部位，氧气从肺泡向血液弥散，要依次经过肺泡内表面的液膜、肺泡上皮细胞膜、肺泡上皮与肺毛细血管内皮之间的间质、毛细血管的内皮细胞膜等四层膜。肺组织缺氧时，会使肺表面活性物质分泌减少，进入肺泡的水肿液或纤维蛋白原可降低其表面活性物质的活力，引起肺内广泛的肺泡不张，血液流经这些萎陷肺泡的毛细血管时就不能进行气体交换。练习养生筑基功，因为采取悠匀细缓的腹式呼吸，这就使得练习者吸入氧气量增加，使肺表面活性物质分泌增多，有效地提高肺泡的气体交换能力，从而延缓衰退。

（五）放松身心

动物实验和临床经验表明，当呼气中枢兴奋性增强时，该兴奋可扩散到副交感神经，而副交感神经兴奋增强时，能使远端小动脉舒张，解除其痉挛，从而使血液微循环阻力减小，心率减慢，血压下降，起到放松身心之效。

三、通经活络、保健脏腑

在养生筑基功练习中，通过身体和意识的有效运用，可以使全身经络得到畅通，促进气血周流。

（一）强心益肺

中医认为"五脏有疾，当取十二原"（阴经以输代原），也就是说，脏腑有问题，要取原穴来针灸治疗，刺激原穴对启动内气畅通经络，改善脏腑功能，防治脏腑疾病具有重要的作用。因此，在养生筑基功第三式的"引气劳宫"和第六式的"广纳地阴"中，要求练习者放松两腕，充分体会气感的同时，加大对手腕的刺激，从而起到自我针灸手三阴三阳经原穴的目的，即太渊（手太阴肺经）、大陵（手厥阴心包经）、神门（手少阴心经）、合谷（手阳明大肠经）、阳池（手少阳三焦经）和腕骨（手太阳小肠经）。这样，可以有效地畅通手三阴三阳经，达到改善心肺功能、防治心肺疾患的目的。

（二）畅通任督

中医认为"任脉总领六阴经，督脉总督六阳经""任督相通，百脉皆通"。这就是说，如果我们有效地畅通了任督二脉，将很好地改善全身的气血循环，从而达到强健身体、防治疾病的目的。因此，在养生筑基功的练习中，第一式的"调理后天"、第二式的"补益先天"和第八式的"意行任督"，可以有效地畅通任督二脉，进而达到有效畅通全身经络、运行全身气血和调养五脏六腑的目的。

四、调整身形、益气宁神

在养生筑基功练习中，通过不同形式的桩功和姿势的变换，对练习者之身形的调整、各部协调能力的提高都有很好的锻炼作用。具体内容如下：

（一）端正身形

因为本功法练习中重点强调身体中正安舒，姿势松沉自然。所以，通过反复练习，可以使练习者很好地体会拔顶、沉肩、虚腋、松腰、沉髋、敛臀和松膝等练习要领，进而培养正确的身形。这样可以很好地达到"形正、气顺、意宁和神敛"的效果。

（二）协调周身

本功法每式之间安排了转承连接，有捧气、拉气、归气、按气等动作，这些动作和方法都是在躯干带动下，肢体以柔和缓慢、连贯圆活、高度协调的形式完成的。这样，通过反复练习，不仅可以有效提高练习者神经中枢对肢体的控制能力，从而达到一动无有不动，动作协调自如、精确自然的境界，还可以有效地放松身体，促进周身的气血循环。

（三）增力补钙

在基础功练习中，约有80%的时间是站桩和虚实转换的练习，这种练习有助于锻炼腿部肌肉，提高腿部力量，尤其是可以提高股四头肌肌腱和髌腱的力量。这不仅可以防治髌骨劳损，防止练习者钙的丢失，从而有效地预防骨质疏松，还可以提高练习者的腿部力量，改善练习者的平衡能力，从而为帮助老年人提高生命质量服务。

总之，通过长期科学、合理、有恒的基础功练习，练习者不仅可以增强"人在气中，气在人中"的得气感，有效地提高调身、调息、调意及三调合一的能力，还可以充分地调动自身的潜能，提高脏腑功能，改善身心健康，提高生命质量，进而获得延年益寿的效果。

第二章 养生筑基功的基本技术

第一节 手形手法

一、瓦楞掌

【方法】五指自然分开，食指微上跷，大鱼际微内含，使掌心呈凹状，便于行气、放松、采气（图 2-1）。

【要求】五指放松，自然有膨胀劲，使掌指具有温热和胀感，掌指不得过度用力或松弛。

二、合十

【方法】双掌对合，掌根、大小鱼际和十指腹互相贴靠（图 2-2）。

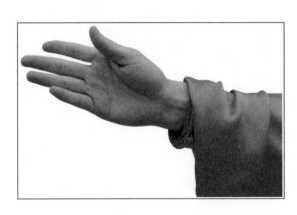

图 2-1

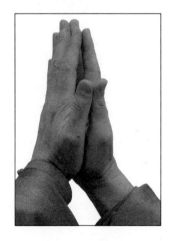

图 2-2

【要求】掌心虚含，十指自然伸直，掌指充分放松。

三、扶按掌

【方法】两掌后撑下按，掌指向前，掌心向下，坐腕舒指，使两肘似直非直（图2-3）。

【要求】掌根、掌指均有充盈的气感，两掌好似扶按在水面的西瓜一样，不丢不弃。

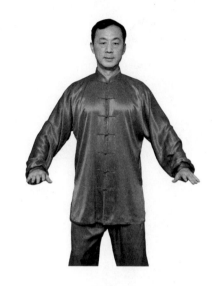

图 2-3

四、托掌

【方法】两臂自然伸直，掌心呈凹状，掌指自然分开（图2-4）。

【要求】手腕不僵不拘。

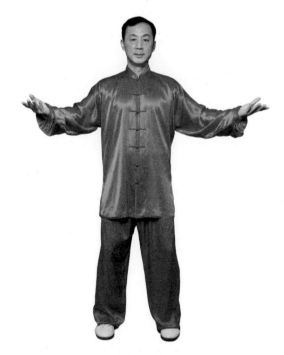

图 2-4

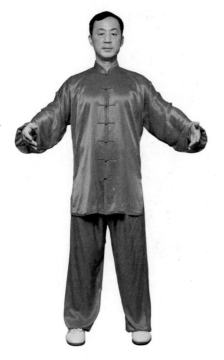

图 2-5

六、捧掌

【方法】两臂似直非直，两掌呈凹状，掌心遥对百会，两掌向后斜向内（图 2-6）。

【要求】掌指充分放松，掌心呈凹状；两肘自然伸直斜朝外，两肩下沉，使百会上顶。

五、引掌

【方法】两掌心相对，两臂自然伸直，两掌外拉内合引气（图 2-5）。

【要求】力发于臂，力量从上臂经肘、腕、掌到各指关节，要节节贯穿，使手臂像柳枝一样迎风摆动；两掌拉开时，似有万缕气丝，延绵徐缓；两掌相合时，似有气球相隔，欲合难成。

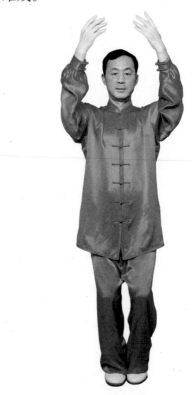

图 2-6

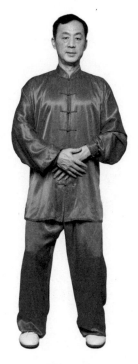

图 2-7

七、叠掌

【方法】两掌相叠于腹部，左掌（或右掌）大鱼际对准脐中（神阙穴），使劳宫穴叠于丹田（图 2-7）。

【要求】两臂合成立圆，两掌放松轻叠，两腋虚空，掌指自然伸直，舒适温暖。

八、按掌

【方法】沉肩坠肘、坐腕、舒指向下按掌，掌心向下，掌指向前或相对，两臂合成立圆（图 2-8）。

【要求】从肩、肘、腕到指，要依次而行，节节松沉；向前或向侧按掌时，掌指稍外撇；沉肩时，肘关节要沿胁肋下顺。

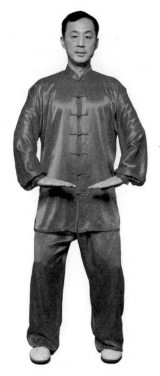

图 2-8

25

第二节　步形步法

一、并步

【方法】两脚靠拢，两掌置于体侧，中指指腹贴于裤缝（风市穴），身体直立，目视前方（图2-9）。

【要求】头（百会）上顶，两眼垂帘，面放松，颈竖直，肩下沉，肘放松，背加宽，胸微含，腹微收，腰放松，肛稍提，臀稍敛，膝微松，脚并拢，趾稍扣。

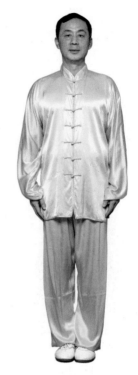

图 2-9

二、开立步

【方法】两脚开立，与肩同宽，脚尖向前；两掌自然垂于体侧，身体直立，目视前方（图2-10）。

【要求】与并步相同，唯两脚开立。

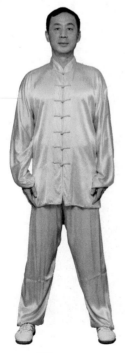

图 2-10

三、丁步

【方法】右（左）脚踏实支撑，左（右）脚在侧，左脚跟顶起，脚掌着地（图2–11）。

【要求】支撑脚脚趾轻抓地面，踮地脚稍用力，两膝相靠。

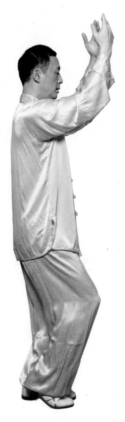

图 2–11

第三章 养生筑基功（立式）

功前准备

【练习方法】

并步站立，周身放松，两腿自然伸直；两掌置于体侧，两中指分别轻贴于风市穴，两眼平视前方（图3-1）。

1. 随吸气，左脚向左开步，与肩同宽，脚尖向前；同时，两臂外旋上捧于体前，与肩同高，与肩同宽，掌心向上，两眼兼视两掌（图3-2）。

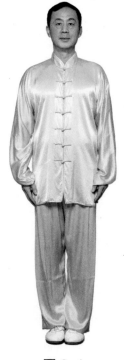

图3-1

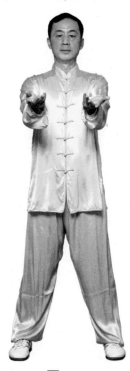

图3-2

2. 随呼气，沉髋松膝；同时，两臂屈肘回收，两掌合十置于面前，呈拜佛状；掌指斜向上，中指与鼻尖同高，距离为30厘米，两眼垂帘（图3-3A、图3-3B），使眼观鼻（素髎穴）、鼻观心、心落丹田。

默念练功口诀：

万事皆抛，守丹田；气血和匀，法自然；

呼吸往来，调百脉；三调合一，驻童颜。

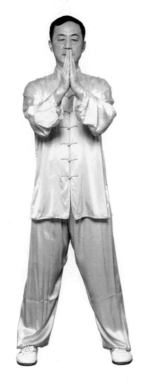 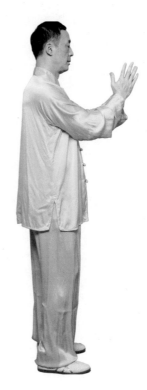

图 3-3A　　　　　　　　　图 3-3B

【练习要点】

1. 身体中正，拔顶垂肩，含胸虚腋，松腰敛臀。

2. 呼吸徐缓，自然流畅。

3. 心情恬淡，意在丹田，绵绵若存。

【主要作用】

1. 调整身形，调匀呼吸，收敛思绪，愉悦身心。
2. 为进一步练功做好准备。

【重点预防】

1. 耸肩夹腋，展胸挺腹，塌腰挺膝，合掌过紧。
2. 精神紧张，思绪不宁，呼吸紊乱。

【纠正方法】

1. 两肩下沉，使百会上顶，脊背加宽、加长，肛门微提，沉髋松膝，双掌虚控。
2. 气沉丹田，聚精会神，意在默念练功口诀。
3. 练习前做好准备，不仓促忙于练习。

【穴位（部位）注释】

1. 素髎（图3-4）：属督脉穴，位于鼻柱尖端正中央。有面动、静脉鼻背支；布有筛前神经鼻外支（眼神经分支）。主治：鼻疾窒息，呼吸衰竭。

2. 膻中（图3-4）：属任脉，位于前正中线，平第4肋间，两乳头连线的中点，在胸骨体上，有胸部（乳房）内动、静脉的前穿支；布有第4肋间神经前皮支的内侧支。主治气喘、噎膈、胸痛、乳汁少、心悸、心烦、咳嗽。

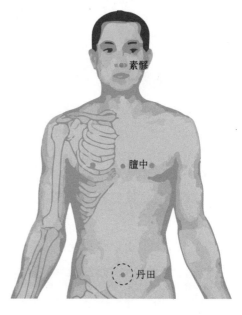

图 3-4

3. 丹田（图 3-4）：本书说的丹田，是指脐下 1.5 ~ 3 寸，小腹正中线上的特殊区域，为人体真气所居之处。主治：温润全身脏腑百骸，俗称人体性命之本、生机之源、阴阳之会、呼吸之门、水火交汇之乡。

第一式　调理后天（养护丹田）

【练习方法】

1. 随吸气，拔顶垂肩，两腿自然伸直；同时，两掌分开前伸于体前，与肩同高，与肩同宽，掌心向下，掌指向前，两眼兼视两掌（图 3-5）。

2. 随呼气，沉髋屈膝使两腿微蹲；同时，两臂下落使两掌下按叠于腹部，男性左手在下，女性右手在下，劳宫穴置于关元穴，两眼垂帘或轻闭（图 3-6）。

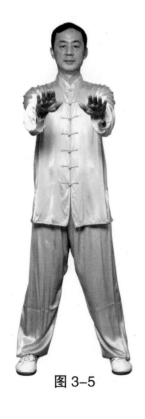

图 3-5

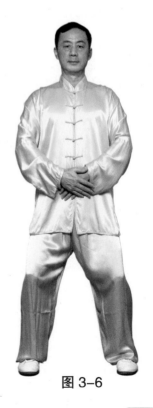

图 3-6

继而，做悠、匀、细、缓的腹式呼吸 6 ~ 9 次。

【练习要点】

1. 动作协调一致，姿势中正安舒，拔顶垂肩，含胸拔背，松腰敛臀。

2. 呼吸可采取鼻吸鼻呼，也可采取鼻吸口呼。

3. 意在丹田，使之产生温热之感。

【主要作用】

1. 培养正确身形，提高上下一致、内外相合的协调能力，改善腿部力量，逐步提高功力。

2. 温煦丹田，保健脾、胃、肝、肾，调理后天。中医认为"脾为后天之本"。

3. 调理全身脏腑，防治遗尿、遗精和月经不调等症状。

4. 提高调节呼吸和净化大脑、放松精神的能力。

【重点预防】

1. 动时上下肢配合不协调，静时过于含胸或挺胸。

2. 强吸硬呼，节奏紊乱。

3. 意念不够集中或过于紧张。

【纠正方法】

1. 强调动作上下相随，反复练习，用身体带动上下肢运动。站桩时要求虚腋松肘，使两臂形成一立圆。

2. 注意呼吸自然，循序渐进，量力而行。

3. 强调意如清溪淡流。

【穴位（部位）注释】

1. 劳宫（图 3-7）：属手厥阴心包经穴，在掌中央第二、三掌骨之间，当屈指握拳时，中指所点掌处。主治：心痛、癔症、癫狂、呕吐、呃逆等症。

2. 关元（图 3-8）：属任脉穴，位于脐下 3 寸。主治：遗尿、遗精、月经不调等症。

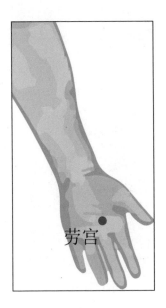

图 3-7

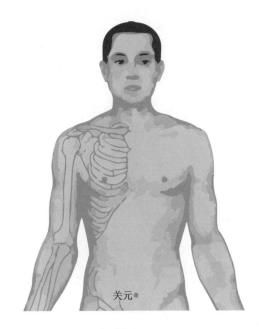

图 3-8

第二式　补益先天（温煦命门）

【练习方法】

1. 随吸气，百会上顶，两腿自然伸直；同时，两臂内旋外分于体侧，与髋同高，掌心向外，掌指斜向下，目视前方（图 3-9）。

2. 随呼气，沉髋屈膝使两腿微蹲；同时，两掌劳宫穴分别置于肾

俞穴或两掌背置于肾俞穴，两眼垂帘或轻闭（图 3–10A、图 3–10B、图 3–10C）。继而，做悠、匀、细、缓的腹式呼吸 6 ~ 9 次。

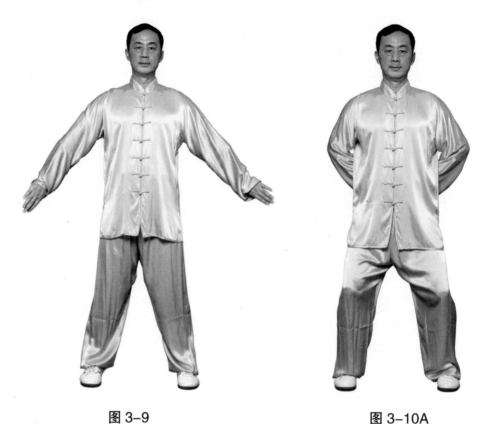

图 3–9 　　　　　　　　　　　　　　　 图 3–10A

【练习要点】

1. 动作上下协调，身体中正安舒，拔顶垂肩，松腰敛臀。

2. 呼吸深长，鼻吸鼻呼；也可鼻吸口呼。

3. 意在命门穴，使之有微火温煦一样的温热感。

【主要作用】

1. 提高上下协调一致的协调能力，培养松腰敛臀的身体姿势，端正身形，增强腿部力量。

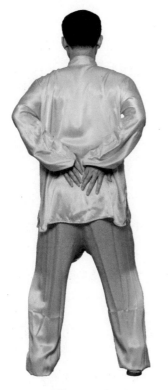
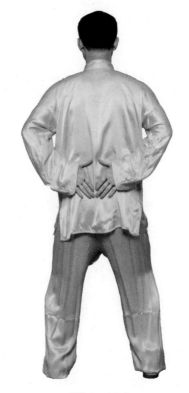

图 3-10B   图 3-10C

2．提高呼吸调节的能力。

3．温煦命门，"命，人之根本也；门，出入之门户也，命门为男子藏精、女子系胞之所，是人体生命之本"，畅通督脉，改善肾和膀胱的功能，补益先天。

4．防治遗精、阳痿、遗尿、月经不调、赤白带下、肾虚腰痛、目昏、耳鸣、耳聋、水肿、脊强、腰痛、泄泻等症状。

5．提高呼吸机能和净化大脑、调节身心放松能力。

【重点预防】

1．动作脱节，上下失调，塌腰跪膝，抚按不准。

2．强吸硬呼，意念涣散。

【纠正方法】

1. 加强以身带臂、上下一致的练习；下蹲时强调沉髋带动屈膝，强调敛臀带动沉髋，熟悉穴位位置。

2. 呼吸自然，意注命门。

【穴位（部位）注释】

1. 肾俞（图 3-11）：属足太阳膀胱经穴，位于第二腰椎棘突下，旁开 1.5 寸处。主治：遗精、阳痿、遗尿、白带、月经不调、赤白带下、肾虚腰痛、目昏、耳鸣、耳聋、水肿。

2. 命门（图 3-11）：属督脉穴，位于第二腰椎棘突下。主治：脊强、腰痛、阳痿、遗精、泄泻、带下。

3. 外劳宫（图 3-12）：经外奇穴上肢部，位于手背第二、三掌骨之间，掌指关节后约 0.5 寸处。与掌心的劳宫穴相对。主治：落枕、牙疼、五谷不消、腹痛泄泻、掌指麻痹，五指不能屈伸，小儿脐风，手背红肿发痛等。

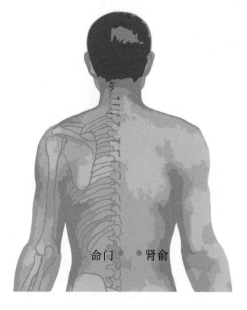

命门　　肾俞

图 3-11

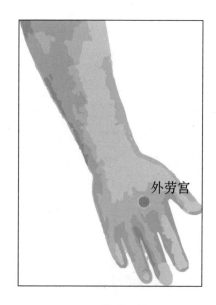

外劳宫

图 3-12

第三式　引气劳宫（劳宫开闸）

【练习方法】

1. 随吸气，两腿自然伸直；同时，两臂内旋外分于体侧，与髋同高，掌心朝外，目视前方（图3–13）。

2. 随呼气，沉髋屈膝使两腿微蹲；同时，两臂外旋内收，两掌合气于腹前，两劳宫穴相对，并与神阙穴同高，两掌间距离为 15 ～ 20 厘米，两眼垂帘兼视两掌（图3–14）。

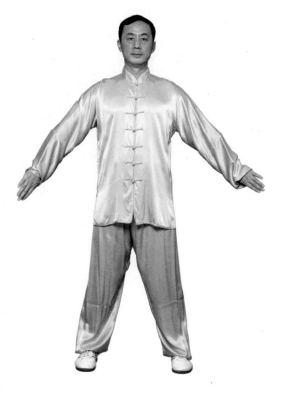

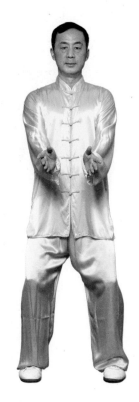

图 3–13　　　　　　　　　　　　图 3–14

3. 随吸气，两腿自然伸直；同时，两掌外拉至体侧前方，与髋同高，两掌劳宫穴相对，两眼垂帘兼视两掌（图 3-15）。

4. 随呼气，沉髋屈膝使两腿微蹲；同时，两掌内合于腹前，两劳宫穴相对，两掌间距离为 15 ～ 20 厘米，两眼垂帘兼视两掌（图 3-16）。

一拉一合为一次，共做 6 ～ 9 次。

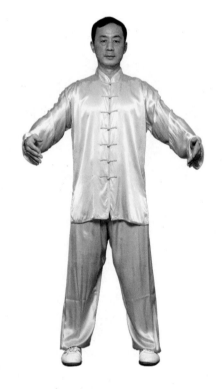

图 3-15

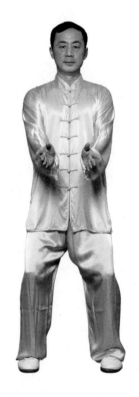

图 3-16

【练习要点】

1. 强调动作配合呼吸，动作柔缓匀圆，协调自然；周身中正安舒；练习过程中，劳宫穴基本保持与神阙穴同高。

2. 鼻吸鼻呼，呼吸悠、匀、细、缓。

3. 意在劳宫穴，使之气感充盈。"拉开时，似有万缕气丝延绵徐缓；相合时，似有气球相隔，欲合难成"。随功夫的提高，两掌气感便会自然而生。

【主要作用】

1. 锻炼上下肢的协调配合能力。

2. 打开劳宫，使劳宫穴气感增强。

3. 提高呼吸功能，调节自主神经，提高内脏功能；净化大脑，虚静养神。

【重点预防】

1. 上下肢动作和呼吸配合失调。

2. 拉气和合气时上肢松懈、丢气，劳宫穴气感不足。

【纠正方法】

1. 强调动作柔缓以帮助呼吸，并注意上下肢运动与呼吸的协调配合。

2. 注意拉气和合气时，手腕放松使手掌被动用力，这样手掌就可始终保持弧形移动，势成圆形。

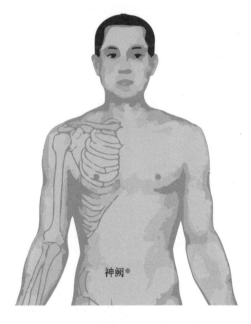

【穴位（部位）注释】

神阙（图3-17）：俗称肚脐眼，又名脐中，是人体任脉上的要穴。它位于命门穴平行对应的肚脐中。主治：充盈真气，调摄精神，改善体力，强壮腰肌，红润面色，聪耳明目，延年益寿。

图3-17

第四式　博采天阳（劳宫采气）

【练习方法】

1. 随吸气，两腿自然伸直；同时，两臂自然伸直，内旋外分于体侧，与肩同高，掌心朝后，目视前方（图3-18）。

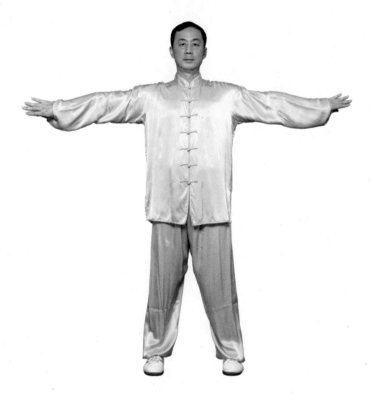

图 3-18

2. 随呼气，沉髋屈膝使两腿微蹲；同时，两臂外旋、上捧于体侧前方，稍低于肩，掌心朝上，掌指斜向前，两眼垂帘或轻闭（图3-19）。意在劳宫穴采天阳之气。

继而，做自然或悠、匀、细、缓的腹式呼吸6～9次。

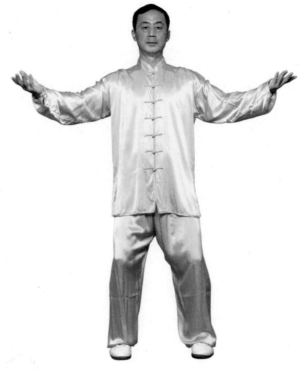

图 3-19

【练习要点】

1. 动作协调自然，身体中正安舒。

2. 掌心呈凹状，似两片绿叶相伴鲜花，供其养分；两掌劳宫穴采天阳之气，仿佛自己如葵花向阳一样，苗壮成长。

3. 意念、呼吸要顺其自然，不可硬守强息。

【主要作用】

1. 改善协调能力，调整身形，强壮腿部力量。

2. 调补阳气，壮中补元。

3. 净化大脑，放松身心。

【重点预防】

1. 采气时，两臂位置过高。

2. 意念过于强烈，呼吸不畅。

【纠正方法】

1. 明确两臂高度可稍低于肩，并且注意沉肩坠肘。

2. 强调意如清溪淡流，初练时，可以采取交换意守左右劳宫穴的方式。

【穴位（部位）注释】

劳宫：前已述。

第五式　气贯百会（引天接地）

【练习方法】

1. 随呼气，重心右移；同时，两臂内旋，两掌下按于腹前，掌心朝下，掌指相对，距离约为 10 厘米；掌与腹部之间距离也约为 10 厘米，目视前方（图 3-20）。

2. 随吸气，右腿屈膝不动，左脚向右脚靠拢，足尖点呈左丁步；同时，两臂外旋，两掌上捧至头前上方，掌指向后斜向内，两劳宫穴对准百会穴，两眼垂帘（图 3-21）。意想天阳之气，贯入百会穴，同时，做悠、匀、细、缓的腹式呼吸 3 次。

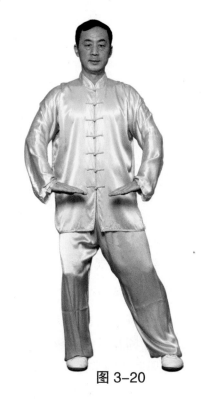

图 3-20

3. 随呼气，身体直起，左脚后跟下落踏实，沉髋屈膝呈并步半蹲，同时，两臂稍内旋，两掌体前引气下按于腹前，掌心向下，掌指相对；距离为 10 厘米，掌与腹部之间距离也约为 10 厘米，目视前方（图 3-22）。引领贯入百会穴的天阳之气，经鹊桥而下，沿任脉回归关元。

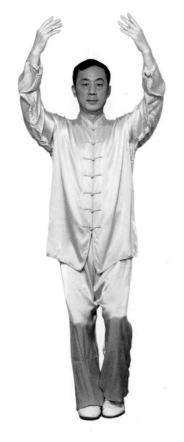

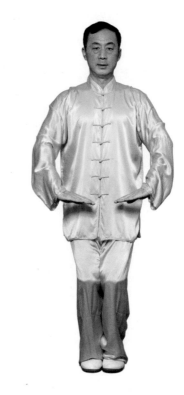

图 3-21

图 3-22

4. 随吸气，百会上领，两腿自然伸直；同时两臂外旋，侧摆上捧于肩前 45° 方向，与肩同高，掌心向上，掌指斜向前，目视前方（图 3-23）。

5. 随呼气，重心左移，沉髋屈膝，右脚提踵点地呈右丁步；同时，两臂屈肘，两掌捧气至头前上方，劳宫穴对准百会穴，掌指向后斜向内，

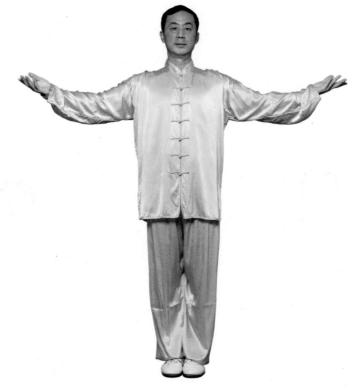

图 3-23

两眼垂帘（图 3-24）。意想天阳之气，贯入百会穴，同时，做悠、匀、细、缓的腹式呼吸 3 次。

6. 随呼气，右脚向右开步落踵，与肩同宽，脚尖向前；同时，两掌体前引气下按于腹前，掌心向下，掌指相对，距离为 10 厘米，目视前方（图 3-25）。意想百会天阳导入涌泉，以接地阴之气。

【练习要点】

1. 身体中正安舒，松腰敛臀，丁步时涌泉要稍有刺激感。

2. 呼吸自然。

3. 意在贯气至百会，引气要借助势能。

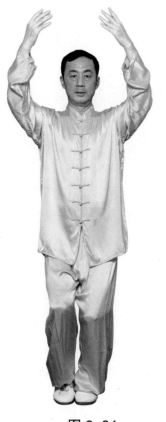

图 3-24

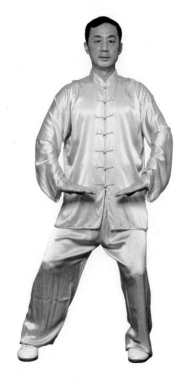

图 3-25

【主要作用】

1. 协调周身，益气通阳，畅通任脉。
2. 刺激涌泉穴，活跃肾气。

【重点预防】

1. 两掌上捧时，耸肩、塌腰、突臀。
2. 意守过强。

【纠正方法】

1. 上捧时注意两手领先，如捧物状，并且两肘适度内收于面前，不超过45°。呈丁步时,要注重沉肩以助拔顶,强调沉髋提肛,以利松腰敛臀。

2. 强调意如清溪淡流,初练时可用意守丹田代替,并且根据个人情况适当控制时间。

【穴位（部位）注释】

1. 百会（图3-26）：属督脉穴,位于人体头顶上方,将两耳郭向前对折,由两耳尖连线跨过头顶与头部前后正中线之交点。主治：头痛、头晕、中风、癫狂、脱肛、阴挺。功能：升阳固脱、平肝熄风、开窍宁神。

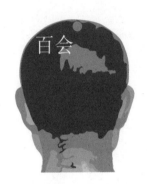

图 3-26

2. 鹊桥：内练名词,内丹理论认为,人在出生后,任督二脉已经中断,而两脉之间原衔接的地方,称之为鹊桥,鹊桥有上鹊桥和下鹊桥之分,上鹊桥在舌,下鹊桥在阴跷穴。两桥为任督二脉接通的道路。当精气通过这两个衔接地方时,要防止其走漏,即以防精、气走漏外泄。主要功能：接通任督两脉。

3. 涌泉（图3-27）：属肾经穴,位于足底前、中1/3交界处,当第二、三跖趾关节缝纹头端与足跟连线的前1/3与后2/3交点处,卷足时足心部的凹陷处。主治：头顶痛、小儿抽搐、昏迷、中暑、脑出血、癔症、癫痫。

4. 会阴（图3-28）：属任脉穴,位于人体肛门和生殖器的中间凹陷处。会阴穴与人体头顶的百会穴为一直线,是人体精气神的通道。对于疏通体内脉结、促进阴阳二气的交接与循环、调节生理和生殖功能有独特的作用。主治：小便不利、遗尿、遗精、阳痿、月经不调、阴痛、阴痒、痔疾、脱肛、溺水、窒息、产后昏迷、癫狂。

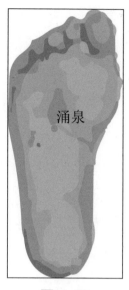

图 3-27

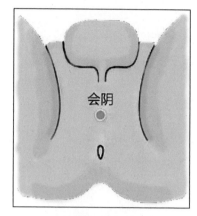

图 3-28

第六式　广纳地阴（涌泉纳气）

【练习方法】

1. 随吸气，两腿自然伸直；同时，两臂外旋上捧于胸前，与膻中穴同高，同时从涌泉穴引气上行至膻中穴；掌心朝上，掌指相对，距离为 10 厘米，两掌与身体距离也约为 10 厘米，目视前方（图 3-29）。

2. 随呼气，沉髋屈膝使两腿微蹲；同时，两臂内旋，两掌外分下按于胯旁，距离为 20 厘米，掌心向下，掌指向前，两眼垂帘或轻闭（图 3-30）。同时，自膻中穴引气向下经丹田、会阴、腿后导入涌泉穴；接着，意想涌泉穴纳地阴之气。

继而，做悠、匀、细、缓的腹式呼吸 6 ~ 9 次。

【练习要点】

1. 敛臀沉髋，引气调身上下高度一致，和谐自然。

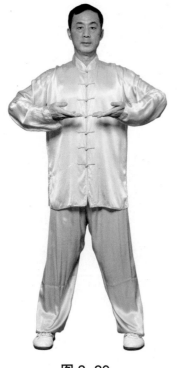
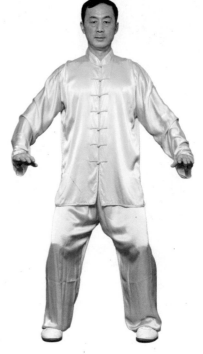

图 3-29   图 3-30

2. 意在涌泉采地阴之气。

【主要作用】

1. 协调身形，放松身心。

2. 采阴济阳，调补气血，改善呼吸。

3. 改善消化不良和骨质疏松等症状。

【重点预防】

1. 挺胸、塌腰、跪膝。

2. 意守太过。

【纠正方法】

1. 强调沉髋、提肛、敛臀和拔顶，反复练习。

2．意守时间不宜太长，强调意如清溪淡流，初练时，可以采取交换意守左右涌泉穴的方式。

第七式　气归丹田（丹田蓄气）

【练习方法】

1．随吸气，两腿自然伸直；同时，两臂内旋外分于体侧，与髋同高，掌心朝后，掌指斜向下，目视前方（图3-31）。

2．随呼气，沉髋屈膝使两腿微蹲；同时，两臂外旋内收合抱于丹田，掌心向后继而向内，掌指斜相对、与腹部似挨非挨，两眼垂帘（图3-32）。意想劳宫穴，将日月精华之气归入丹田。

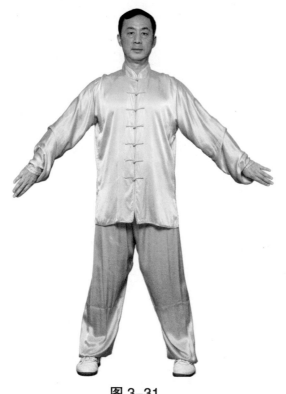

图 3-31

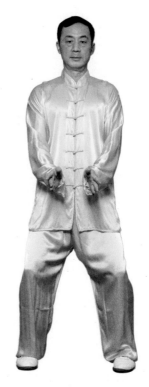

图 3-32

一吸一呼为一次，共做 6 ~ 9 次。

【练习要点】

1. 姿势中正，周身放松。

2. 上下肢动作协调自然，劳宫穴归气时，两掌要形成喇叭口，以便增加气感。

3. 思想集中，采气归入关元。

【主要作用】

1. 协调周身，放松身心。

2. 壮中补元，改善呼吸功能。

【重点预防】

1. 动作生硬不协调。

2. 下蹲时，百会上顶不够充分。

【纠正方法】

1. 反复多练，强调以身带臂。

2. 无论是起身还是下蹲，都要求虚领顶劲。

第八式　意行任督（任督行气）

【练习方法】

1. 随吸气，两腿自然伸直；同时，两臂内旋外分于体侧，与髋同高，掌心向后，掌指斜向下，目视前方（图3-33）。

2. 随呼气，两腿微屈；同时，两臂外旋内收，抱于腹前，劳宫穴与丹田同高，掌心向内，掌指相对，距离为10厘米，两眼兼视两掌（图3-34）。

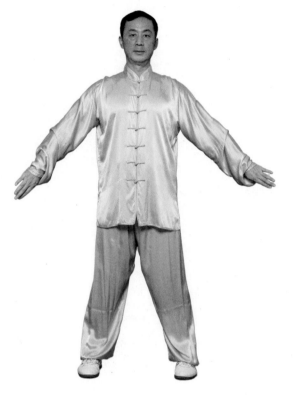
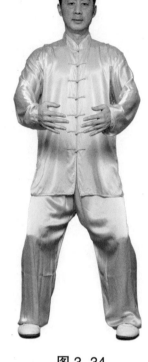

图 3-33   图 3-34

意想：丹田之处有一股热流生成，接着，使其循行向下至会阴穴，经尾闾、夹脊、玉枕达百会穴，再经鹊桥而下回归丹田。如此，将意念再循行 2 周。

【练习要点】

1. 身心充分放松。

2. 意念自然和顺。

3. 如若丹田气机不动，意念循行困难，可将"意行任督"改为"意守丹田"。

【主要作用】

1. 有助于畅通任督二脉，疏导全身气血，提升全身气机。

2. 调整身形，改善腿部力量。

【重点预防】

1. 两掌合抱松懈。

2. 意念过强。

【纠正方法】

1. 合抱时，两臂要有向外的绷劲，势运圆道。

2. 不要过分追求目的，强调似守非守，意如清溪淡流。

【穴位（部位）注释】

1. 尾闾关（图 3–35）：位于骶椎骨的最下段，肛门的后上方，上连尾骨，下端游离，长强穴附近。内气运行经过背后的第一关，又称"河车门""禁门"。

2. 夹脊关（图 3–35）：位居后背正中，取卧位时两肘间连线中点附近。内气运行经过背后三关的第二关，又称"辘轳关""夹脊双关"。

3. 玉枕关（图 3–35）：是在后发际上 0.5 寸的凹陷处，是后三关的最后一关，又称"风池""铁壁"，属督脉。

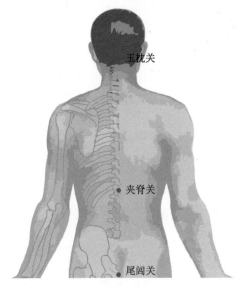

玉枕关

夹脊关

尾闾关

图 3–35

功后整理

松静站立

【练习方法】

两腿自然伸直呈开步站立式；同时，两掌内旋下按相叠，使劳宫穴置于丹田，男性左手在里，女性右手在里，两眼垂帘（图3-36）。

【练习要点】

松静自然，虚腋竖项。

【主要作用】

平静情绪，气沉丹田。

【重点预防】

挺胸僵硬。

【纠正方法】

强调两肘稍抬，使两臂形成垂直地面的立圆。

赤龙搅海

【练习方法】

舌尖在口腔内顺时针和逆时针各转三圈。

【练习要点】

舌尖在口腔内沿上颚和下齿龈绕环，幅度宜大、绵缓柔匀；意在金津、玉液两穴产生唾液，状如泉涌涓涓而出。

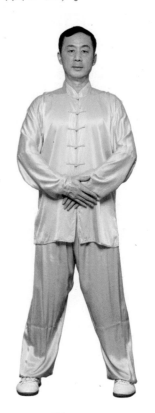

图3-36

【主要作用】

增生唾液。

【重点预防】

转圈不够匀柔，忽快忽慢。

【纠正方法】

精神放松，呼吸自然。

【穴位（部位）注释】

金津、玉液：属经外奇穴，舌下青筋（舌下静脉）中点上，左为金津、右为玉液。

主治：舌肿、口疮、喉闭、呕吐。

鼓漱生津

【练习方法】

两腮鼓动 36 次。

【练习要点】

嘴唇轻闭，两腮鼓动要快速、轻松、自如。意在金津、玉液两穴产生唾液，状如泉涌。

【主要作用】

进一步产生唾液。

【重点预防】

鼓漱节奏紊乱。

【纠正方法】

放松腮部，加强练习。

吞津咽液

【练习方法】

嘴唇轻闭，将大量增生的唾液分三口咽下。

【练习要点】

每次若有停顿，蓄满则咽，如龙奔虎行，汩汩有声；并用意将玉液送入丹田。

【主要作用】

补中益气，调理五脏（中医认为：舌字从千从口，言千口水成活也。

故曰：气为添年药，津是续命芝）。

【重点预防】

速度太快。

【纠正方法】

掌握节奏。

愉悦收功

1. 两掌对搓 6 次。

2. 浴面 3 次。

3. 拍打胸腹、腰背、两腿一遍。

4. 按摩胸腹、腰背、两腿一遍。

结束：右脚向左脚并拢，同时，两掌下落于体侧，眼视前方呈并步站立式（图 3-37）。

注意事项

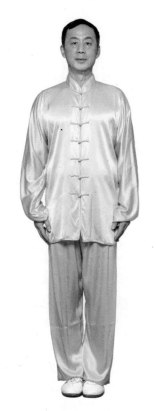

图 3-37

1. 练习前平静情绪，宽衣松带，清除大小便。

2. 练习中意念随动作变化而变化，一念排万念，思想集中。

3. 动作和呼吸协调配合，动作柔和缓慢，呼吸悠、匀、细、缓。

4. 吸气时，舌尖上顶，提肛调裆；呼气时，舌尖下落，松腹松肛。

5. 选择熟悉安静的场所练习，避强光，避嘈杂，避危险，避大风、大寒、大暑、大湿、大燥和大火等六淫。

6. 练习强度、量和时间，要循序渐进，量力而行，不可盲目追求过强过大。但随功力提高每式桩功可酌情增多呼吸次数。

7. 建立科学的生活方式，加强身心调养，注重养生实践。

8. 自慎自持，坚持练习。

第四章 养生筑基功（坐式）

功前准备

【练习方法】

身体中正，端坐于方凳（椅子）上，周身放松，两腿自然并拢，大小腿夹角90°；两掌中冲穴置于鹤顶穴，百会上领，目视前方（图4-1）。接着，两脚尖外摆，接两脚跟外移，使两脚距离与肩同宽，脚尖向前，目视前方（图4-2、图4-3）。

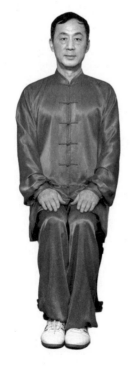

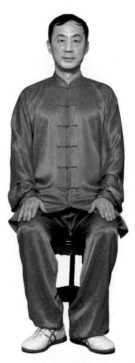

图 4-1   图 4-2

1. 随吸气，提肛调裆，脚趾上跷，两臂外旋上捧于体前，与肩同高，与肩同宽，掌心向上，掌指向前，两眼兼视两掌（图4-4）。

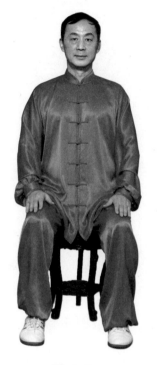

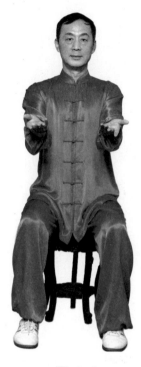

图 4-3　　　　　　　　　　　图 4-4

2. 随呼气，松腹松肛，脚趾轻轻抓地，两臂屈肘回收于面前，两掌合十置于面前呈拜佛状；掌指向上斜向前。中指高度与鼻尖相同，距离为30厘米，两眼垂帘（图4-5A、图4-5B），使眼观鼻（素髎穴）、鼻观心、心落丹田。

默念练功口诀：

万事皆抛，守丹田；气血和匀，法自然；

呼吸往来，调百脉；三调合一，驻童颜。

【练习要点】

1. 身体中正，拔顶垂肩，含胸虚腋。

2. 呼吸徐缓，自然流畅。

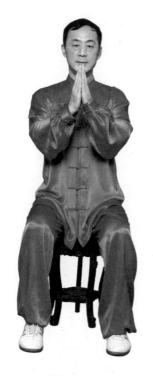 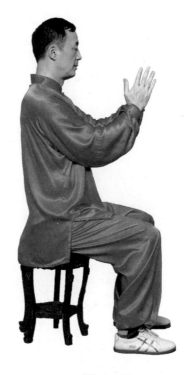

图 4-5A   图 4-5B

3. 心情恬淡，意在丹田，绵绵若存。

【主要作用】

1. 调整身形，调匀呼吸，收敛思绪，愉悦身心。
2. 为进一步练功做好准备。

【重点预防】

1. 耸肩夹腋，展胸挺腹，合掌过紧。
2. 精神紧张，思绪不宁，呼吸紊乱。

【纠正方法】

1. 百会上领，两肩下沉，脊背加宽、加长，双掌虚控。
2. 气沉丹田，聚精会神，意在默念练功口诀。

3. 练习前做好准备，不仓促忙于练习。

【穴位（部位）注释】

1. 中冲（图4-6）：属于手厥阴心包经穴，位于人体手中指末节尖端中央。主治：缓解并治疗中风昏迷、热病心烦、舌强不语、头痛、心痛等。

2. 鹤顶（图4-7）：属于经外奇穴，位于膝上部，髌底的中点上方凹陷处。主治：祛风除湿、通利关节，改善膝痛、腿痛、下肢麻痹、瘫痪等作用。

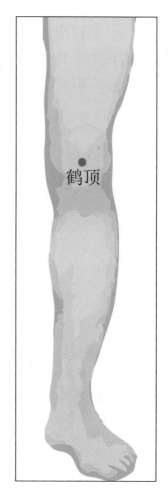

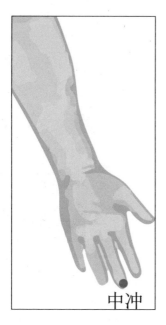

图4-6　　　　　　　　　　　　图4-7

第一式　调理后天（养护丹田）

【练习方法】

1. 随吸气，提肛调裆，脚趾上跷；同时，两臂内旋外分，两掌前伸按于胸前，与肩同高，与肩同宽，掌心向下，掌指向前，两眼兼视两掌（图4-8）。

2. 随呼气，松腹松肛，脚趾抓地；同时，两臂下落，两掌下按叠于腹部，男性左手在下，女性右手在下，劳宫穴置于关元穴，两眼垂帘或轻闭（图4-9）。

继而，做悠、匀、细、缓的腹式呼吸6～9次。

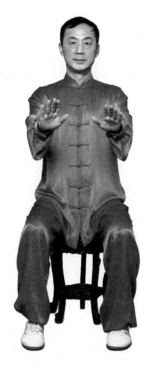 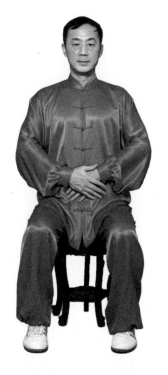

图 4-8　　　　　　　　　　　　　　　图 4-9

第一式 视频讲解示范

【练习要点】

1. 姿势中正安舒，拔顶垂肩，含胸拔背，松腰敛臀。

2. 呼吸可采取鼻吸鼻呼；也可采取鼻吸口呼。

3. 意在丹田，使之产生温热之感。

【主要作用】

1. 温煦丹田，保健脾、胃、肝、肾，调理后天。中医认为"脾为后天之本"。

2. 调理全身脏腑，防治遗尿、遗精和月经不调等症状。

3. 提高调节呼吸和净化大脑、放松精神的能力。

【重点预防】

1. 过于含胸或挺胸。

2. 强吸硬呼，生硬不自然。

3. 意念不够集中或过于紧张。

【纠正方法】

1. 两掌按于腹部，要求虚腋松肘，使两臂形成一立圆。

2. 注意呼吸自然，循序渐进，量力而行。

3. 强调意如清溪淡流。

第二式 补益先天（温煦命门）

【练习方法】

1. 随吸气，提肛调裆，脚趾上跷；同时，两臂内旋外分于体侧，与髋同高，掌心向上，掌指斜向下，目视前方（图4-10）。

2. 随呼气，松腹松肛，脚趾抓地；同时，两掌劳宫穴分别置于肾俞穴（或两掌背置于肾俞穴），两眼垂帘或轻闭（图 4-11A、图 4-11B、图 4-11C）。

继而，做悠、匀、细、缓的腹式呼吸 6 ~ 9 次。

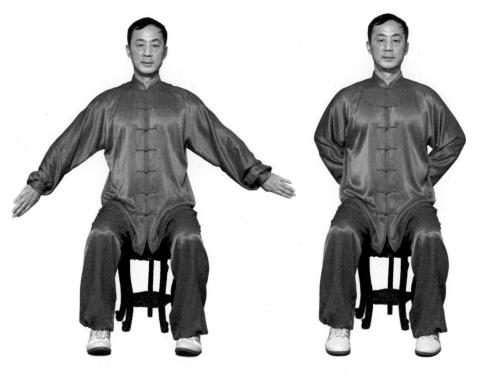

图 4-10   图 4-11A

【练习要点】

1. 身体中正安舒，拔顶垂肩，松腰敛臀。

2. 呼吸深长，鼻吸鼻呼；也可鼻吸口呼。

3. 意在命门穴，使之有微火温煦一样的温热感。

【主要作用】

1. 提高呼吸调节的能力。

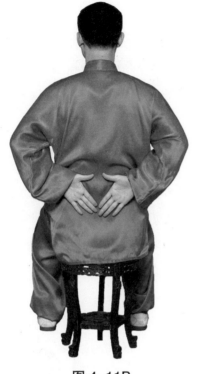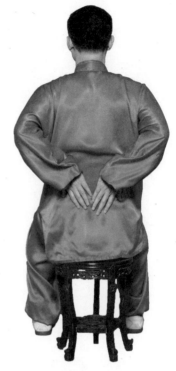

图 4-11B   图 4-11C

2. 温煦命门，"命，人之根本也；门，出入之门户也，命门为男子藏精，女子系胞之所，是人体生命之本"，畅通督脉，改善肾和膀胱的功能，补益先天。

3. 防治遗精、阳痿、遗尿、月经不调、赤白带下、肾虚腰痛、目昏、耳鸣、耳聋、水肿、脊强、腰痛、泄泻等症状。

4. 提高呼吸机能，调节身心放松能力。

【重点预防】

1. 耸肩、挺胸、塌腰，抚按不准。
2. 强吸硬呼，意念涣散。

【纠正方法】

1. 强调脊背加宽、加长，熟悉穴位位置。

2. 呼吸自然，意注命门。

第三式　引气劳宫（劳宫开闸）

【练习方法】

1. 随吸气，提肛调裆，脚趾上跷；同时，两臂内旋外分于体侧，与髋同高，掌心向上，目视前方（图 4-12）。

2. 随呼气，松腹松肛，脚趾抓地；同时，两臂外旋内收，两掌合气于腹前，两劳宫穴相对，并与丹田同高，两掌间距离为 15 ~ 20 厘米，两眼垂帘兼视两掌（图 4-13）。

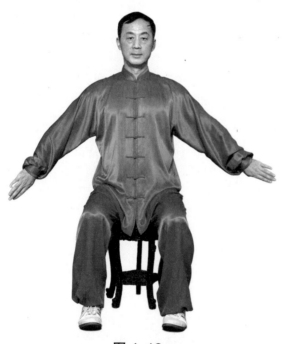
图 4-12

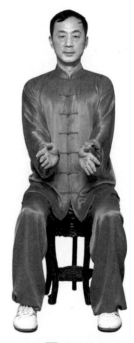
图 4-13

3．随吸气，提肛调裆，脚趾上翘；同时，两掌外拉至体侧前方，与髋同高，两掌劳宫穴相对，两眼垂帘兼视两掌（图4-14）。

4．随呼气，松腹松肛，脚趾抓地；同时，两掌内合于腹前，两劳宫穴相对，两眼垂帘兼视两掌（图4-15）。

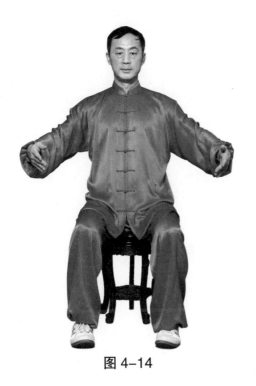

图 4-14

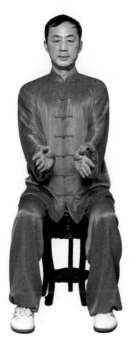

图 4-15

一拉一合为一次，共做6 ～ 9次。

【练习要点】

1．动作柔缓匀圆，协调自然；以帮助呼吸悠、匀、细、缓，练习过程中，劳宫穴基本保持与神阙穴同高。

2．意在劳宫穴，使之气感充盈。"拉开时，似有万缕气丝延绵徐缓；相合时，似有气球相隔，欲合难成"。

【主要作用】

1. 打开劳宫，使劳宫穴气感增强。

2. 提高呼吸功能，调节自主神经，提高内脏功能；净化大脑，虚静养神。

【重点预防】

1. 两掌外拉内合位置不对，且节奏紊乱。

2. 拉气和合气时上肢松懈、丢气，使劳宫穴气感不足。

【纠正方法】

1. 强调两掌腹前拉气，明确动作匀速以帮助呼吸。

2. 注意拉气和合气时，各关节由大到小节节贯穿。

第四式　博采天阳（劳宫采气）

【练习方法】

1. 随吸气，提肛调裆，脚趾上跷；同时，两臂自然伸直、内旋、外分于体侧，与肩同高，掌心向后，掌指朝侧，目视前方（图4-16）。

2. 随呼气，松腹松肛，脚趾抓地；同时，两臂外旋、上捧于体侧前方，与肩同高，掌心朝上，掌指斜向前，两眼垂帘或轻闭（图4-17）。意在劳宫穴采天阳之气。

继而，做自然或悠、匀、细、缓的腹式呼吸6～9次。

【练习要点】

1. 身体中正，沉肩坠肘，两臂放松。

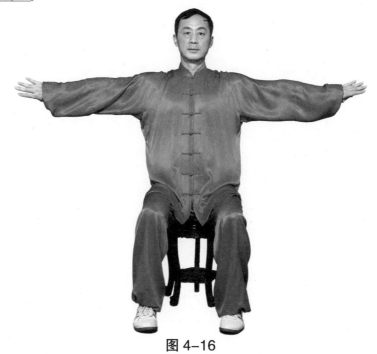

图 4-16

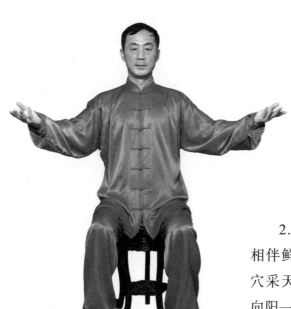

图 4-17

2. 掌心呈凹状，似两片绿叶，相伴鲜花，供其养分，两掌劳宫穴采天阳之气；仿佛自己如葵花向阳一样，茁壮成长。

3. 意念、呼吸要顺其自然，不可硬守强息。

【主要作用】

1. 调补阳气，壮中补元。
2. 静化大脑，放松身心。

【重点预防】

1. 采气时，两臂位置过高。
2. 意念过于强烈，呼吸不畅。

【纠正方法】

1. 沉肩坠肘，并且明确两臂高度可稍低于肩。
2. 强调意如清溪淡流，初练时，可以采取交换意守左右劳宫穴的方式。

第五式　气贯百会（引天接地）

【练习方法】

1. 随呼气，松腹松肛；同时，两臂内旋回收，两掌下按于腹前，掌指相对，距离约为10厘米，掌与腹部之间的距离也约为10厘米，掌心朝下，目视前方（图4-18）。

2. 随吸气，提肛调裆，两踵上提，使脚趾点地；同时，两臂外旋，两掌体侧上捧至头前上方，掌指向后斜向内，两劳宫穴对准百会穴，两眼

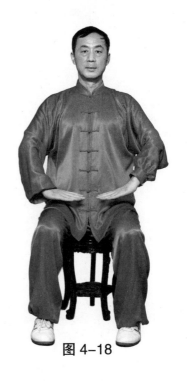

图 4-18

垂帘（图4-19A、图4-19B）。意想天阳之气，贯入百会穴；同时，做悠、匀、细、缓的腹式呼吸3次。

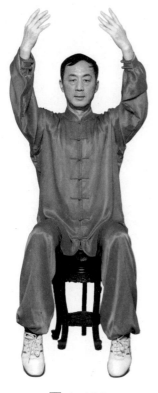

图 4-19A

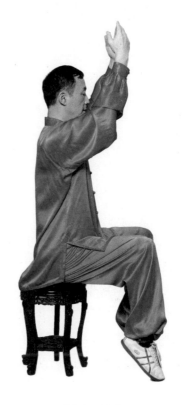

图 4-19B

3. 随呼气，松腹松肛，脚踵下落踏实；同时，两臂稍内旋，两掌体前引气下按于腹前，掌心向下，掌指相对，距离为10厘米，掌与腹部之间的距离也约为10厘米，目视前方（图4-20）。

【练习要点】

1. 身体中正安舒，两踵上提时对涌泉要有刺激感。

2. 心胸舒畅，呼吸自然。

3. 意在贯气至百会，引气要借助势能，引领贯入百会穴的天阳之气，经鹊桥而下，沿任脉回归丹田。

【主要作用】

1. 益气通阳，畅通任脉。

2. 刺激涌泉穴，活跃肾气。

【重点预防】

1. 两掌上捧时，耸肩，两臂僵硬。

2. 意守过强。

【纠正方法】

1. 上捧时强调两手领先，如捧物状，并且两肘适度内收于面前，不超过45°，要注重沉肩坠肘。

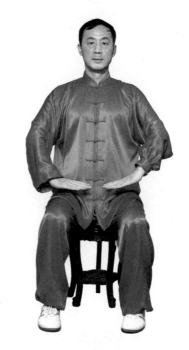

图 4-20

2. 强调意如清溪淡流，初练时可用意守丹田代替，并且根据个人情况适当控制时间。

第六式　广纳地阴（涌泉纳气）

【练习方法】

1. 随吸气，提肛调裆，脚跟上提；同时，两臂外旋上捧于胸前，与膻中穴同高，同时从丹田引气上行至膻中穴；掌心朝上，掌指相对；距离为10厘米，掌与腹部之间的距离也约为10厘米，目视前方（图4-21A、图4-21B）。

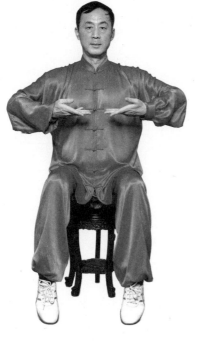

图 4-21A

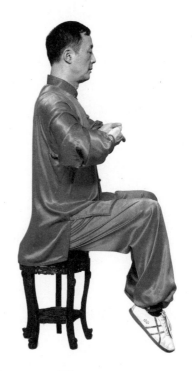

图 4-21B

2. 随呼气，松腹松肛，脚踵下落；同时，两臂内旋，两掌外分下按于胯旁，距身体20厘米，掌心向下，掌指向前，两眼垂帘或轻闭（图4-22）。同时，自膻中穴引气向下经丹田、会阴、腿后导入涌泉穴；接着，意想涌泉穴纳地阴之气。

继而，做悠、匀、细、缓的腹式呼吸6～9次。

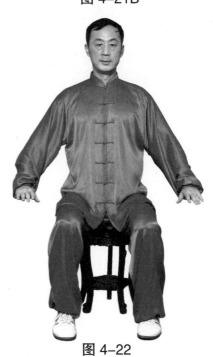

图 4-22

【练习要点】

1. 上臂、脚趾和肛门动作高度一致。
2. 意在涌泉采地阴之气。

【主要作用】

1. 协调肢体，放松身心。
2. 采阴济阳，调补气血，加强呼吸。
3. 改善消化不良和骨质疏松等症状。

【重点预防】

1. 动作不够协调。
2. 意守太过。

【纠正方法】

1. 强调一动无有不动，反复练习。
2. 意守时间不宜太长，强调意如清溪淡流，初练时，可以采取交换意守左右涌泉穴的方式。

第七式　气归丹田（丹田蓄气）

【练习方法】

1. 随吸气，提肛调裆，脚趾上跷；同时，两臂内旋外分于体侧，与髋同高，掌心朝斜向上，掌指斜向下，目视前方（图4-23）。

2. 随呼气，松腹松肛，脚趾抓地；同时，两臂外旋内收合抱于丹田，掌心向后继而向内，掌指斜相对、与腹部似挨非挨，两眼垂帘（图4-24、图4-25）。意想劳宫穴，将日月精华之气归入丹田。

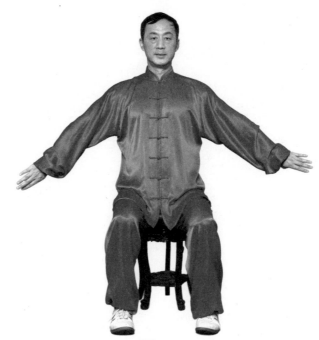

图 4-23

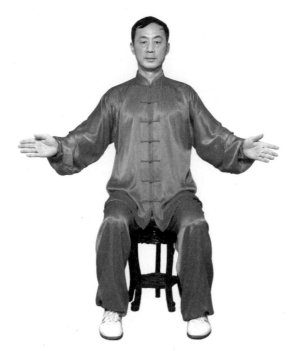

图 4-24

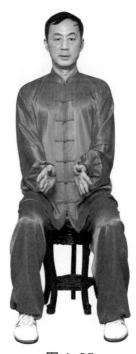

图 4-25

一吸一呼为一次，共做 6 ～ 9 次。

【练习要点】

1. 姿势中正，周身放松。
2. 劳宫穴归气时，手腕放松，两掌要形成喇叭口，以便增加气感。
3. 思想集中，采气归入关元。

【主要作用】

1. 协调周身，放松身心。
2. 壮中补元，改善呼吸功能。

【重点预防】

1. 动作生硬不协调。
2. 内合外分时提肘耸肩。

【纠正方法】

1. 反复多练，强调以身带臂。
2. 外分两臂时，要求虚领顶劲，两手领先。

第八式　意行任督（任督行气）

【练习方法】

1. 随吸气，提肛调裆，脚趾上跷；同时，两臂内旋外分于体侧，与髋同高，掌心斜向上，掌指斜向下，目视前方（图 4-26）。

2. 随呼气，松腹松肛，脚趾抓地；同时，两臂外旋内收，抱于腹前，劳宫穴与丹田同高，掌心向内，掌指相对，距离为 10 厘米，两眼兼视两掌（图 4-27）。

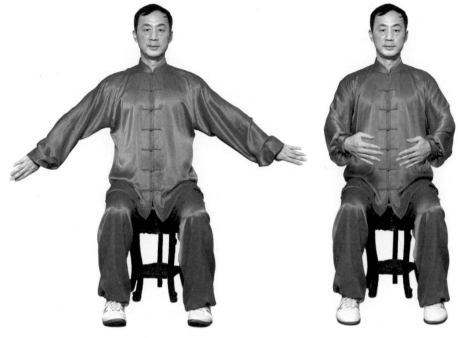

图 4-26　　　　　　　　　　　图 4-27

意想：丹田之处有一股热流生成，接着热流循行向下至会阴穴，经尾闾、夹脊、玉枕达百会穴，再经鹊桥而下回归丹田。如此，将意念再循行2周。

【练习要点】

1. 身心充分放松。

2. 意念自然和顺。

3. 如若丹田气机不动，意念循行困难，可将"意循任督"改为"意守丹田"。

【主要作用】

1. 有助于畅通任督二脉，疏导全身气血，提升全身气机。

2. 调整身形，放松精神。

【重点预防】

1. 两掌合抱松懈。
2. 意念过强。

【纠正方法】

1. 合抱时，两臂要有向外的掤劲，势运圆道。
2. 不要过分追求目的，强调似守非守，意如清溪淡流。

功后整理

松静端坐

【练习方法】

随呼气，脚趾抓地；同时，两掌内旋下按相叠，使劳宫穴置于丹田，男性左手在里，女性右手在里，两眼垂帘（图4-28）。

【练习要点】

松静自然，虚腋竖项。

【主要作用】

平静情绪，气沉丹田。

【重点预防】

挺胸僵硬。

【纠正方法】

强调两肘稍抬，使两臂形成垂直地面的立圆。

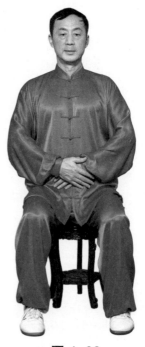

图 4-28

赤龙搅海

【练习方法】

舌尖在口腔内顺时针和逆时针各转 3 圈。

【练习要点】

舌尖在口腔内沿上颚和下齿龈绕环，幅度宜大，绵、缓、柔、匀；意在金津、玉液两穴产生唾液，状如泉涌，涓涓而出。

【主要作用】

增生唾液。

【重点预防】

转圈不够匀柔，忽快忽慢。

【纠正方法】

精神放松，呼吸自然。

【穴位（部位）注释】

金津、玉液：属经外奇穴，舌下青筋（舌下静脉）中点上，左为金津、右为玉液。

鼓漱生津

【练习方法】

两腮鼓动 36 次。

【练习要点】

嘴唇轻闭，两腮鼓动要快速、轻松、自如。意在金津、玉液两穴产生唾液，状如泉涌。

【主要作用】

进一步产生唾液。

【重点预防】

鼓漱节奏紊乱。

【纠正方法】

放松腮部，加强练习。

吞津咽液

【练习方法】

嘴唇轻闭，将大量增生的唾液，分三口咽下。

【练习要点】

每次若有停顿，蓄满则咽，如龙奔虎行，汩汩有声；并用意将玉液送入丹田。

【主要作用】

补中益气，调理五脏（中医认为：津既咽下，在心化血、在肝明目、在脾益神、在肺助气、在肾生精）。古人造"活"字，从水从舌者，言舌水可以活人也。舌字从千从口，言千口水成活也。故曰：气为添年药，津是续命芝。

【重点预防】

速度太快。

【纠正方法】

掌握节奏。

愉悦收功

1．两掌对搓 6 次。

2．浴面 3 次。

3．起身拍打胸腹、腰背、两腿一遍。

4．按摩胸腹、腰背、两腿一遍。

结束，两掌还原于腿上，目视前方（图 4-29）。

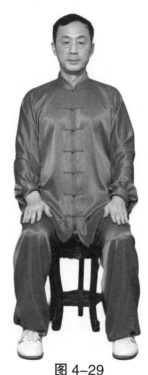

图 4-29

注意事项

1. 练习前平静情绪，宽衣松带，清除大小便。

2. 练习中意念随动作变化而变化，一念排万念，思想集中。

3. 动作和呼吸协调配合，动作柔和缓慢，呼吸悠、匀、细、缓。

4. 吸气时，舌尖上顶；呼气时，舌尖下落。

5. 选择熟悉安静的场所练习，避强光，避嘈杂，避危险，避大风、大寒、大暑、大湿、大燥和大火等六淫。

6. 练习强度、量和时间，要循序渐进，量力而行。但随功力提高每式桩功可酌情增多呼吸次数。

7. 建立科学生活方式，加强身心调养，注重养生实践。

8. 自慎自持，坚持练习。

养生筑基功（立式）解说词

养生筑基功现在开始。请大家开步站立，周身放松，双掌合十，准备练习，默想：

> 万事皆抛，守丹田；气血和匀，法自然；
>
> 呼吸往来，调百脉；三调合一，驻童颜。

调理后天

随吸气，分掌前伸；随呼气，两掌相叠于丹田；做悠、匀、细、缓的腹式呼吸 6 次。

要求：两眼垂帘，意在丹田，使之温热。

医书云："用心意集中于丹田，先吸后呼；一吸，百脉皆合；一呼，百脉皆开；呼吸往来，百脉皆通，气血周流，百病皆除。"

本式可达：净化大脑、壮中补元、益寿延年之功效。

补益先天

随吸气，两臂外摆于胯旁；随呼气，两掌置于肾俞，继而做悠、匀、细、缓的腹式呼吸 6 次。

要求：两眼垂帘，腰背放松，意在命门如沐浴春天阳光一样，舒适温暖，心旷神怡。

"命门，为男子藏精、女子系胞之所，是人体生命之本。"

本式可达：调理督脉、固肾壮腰、延年益寿之功效。

引气劳宫

随吸气，两臂外摆于体侧；随呼气，两掌合气于腹前；继而做外拉、内合 6 次。

要求：两眼兼视两掌，意在劳宫，两掌外拉时，似有万缕气丝延绵不断；两掌内合时，仿佛有一气球相隔，欲合难成。

本式可达：协调周身上下、改善呼吸功能、充盈气感之功效。

博采天阳

随吸气，两臂外摆于体侧；随呼气，两臂内合至肩前；继而，意想劳宫，采天阳之气。

要求：两眼垂帘，呼吸自然，两掌好像浸沐在温泉中一样，舒适温暖，心旷神怡。

本式可达：益气通阳、消除紧张和精神萎靡之功效。

气贯百会

随呼气，两掌下按于腹前，随吸气，两掌捧气于头顶。

要求：形正息匀，两眼垂帘，意想劳宫之气贯入百会。

随呼气，按掌于腹前；随吸气，两掌再捧于头顶。

本式可达：改善平衡、激活涌泉、联络上下、沉气丹田之功效。

广纳地阴

随呼气，两掌下按于胯旁。继而做悠、匀、细、缓的腹式呼吸6次。

要求：体松息和，两眼垂帘，意在涌泉采地阴之气。

本式可达：改善消化、调节血压之功效。

气归丹田

随吸气：两掌外分于体侧；随呼气，两掌归气入丹田。一吸一呼为一次，共做6次。

要求：动作圆连柔缓，呼吸悠、匀、细、长，意想天地之精华，温热丹田。

医书云："养得丹田暖融融，此是神仙真要诀！"

本式可达：协调全身、增强气感、濡养丹田之功效。

意行任督

随吸气，两臂外分于体侧；随呼气，两臂内收，抱于腹前。

接着意想，丹田温热，热流向下循行至会阴，过尾闾、夹脊、玉枕达百会，再经鹊桥而下回归丹田。如此共行三周。

要求：两臂如怀抱明月，呼吸自然，意如清溪淡流。

中医云："任督相通，百脉皆通。"

本式可达：沟通任督、疏导百脉、增强功力之功效。

接着，两掌相叠于丹田。做搅海，左右各3次；鼓漱，36次；再将琼浆玉液分三口咽下，1，2，3。

做完后，两臂自然垂落，右脚向左脚并拢。

练功到此结束，望大家自慎自持，坚持练习，增慧筑基，永葆青春。

养生筑基功（坐式）解说词

养生筑基功现在开始。请大家正身端坐，两脚分开，与肩同宽，脚尖向前，双掌合十于面前。

默想：

> 万事皆抛，守丹田；气血和匀，法自然；
>
> 呼吸往来，调百脉；三调合一，驻童颜。

调理后天

随吸气，脚趾上跷，分掌前伸；随呼气，脚趾抓地，两掌相叠于丹田。做悠、匀、细、缓的腹式呼吸 6 次。

要求：两眼垂帘，意在丹田，使之温热。

医书云："用心意集中于丹田，先吸后呼；一吸，百脉皆合；一呼，百脉皆开；呼吸往来，百脉皆通，气血周流，百病皆除。"

本式可达：净化大脑、壮中补元、益寿延年之功效。

补益先天

随吸气，脚趾上跷，两臂外摆于胯旁；随呼气，脚趾抓地，两掌置于肾俞。继而做悠、匀、细、缓的腹式呼吸 6 次。

要求：两眼垂帘，腰背放松，意在命门如沐浴春天阳光一样，舒适温暖，心旷神怡。

"命门，为男子藏精、女子系胞之所，是人体生命之本。"

本式可达：调理督脉、固肾壮腰、延年益寿之功效。

引气劳宫

随吸气，脚趾上跷，两臂外摆于体侧；随呼气，脚趾抓地，两掌合气于腹前。继而做外拉内合6次。

要求：两眼兼视两掌，意在劳宫，两掌外拉时，似有万缕气丝延绵不断；两掌内合时，仿佛有一气球相隔，欲合难成。

本式可达：协调周身上下、改善呼吸功能、充盈气感之功效。

博采天阳

随吸气，脚趾上跷，两臂外摆于体侧；随呼气，脚趾抓地，两臂内合置肩前；继而，意想劳宫，采天阳之气。

要求：两眼垂帘，呼吸自然，两掌好像浸沐在温泉一样，舒适温暖，心旷神怡。

本式可达：益气通阳、消除紧张和精神萎靡之功效。

气贯百会

随呼气，两掌下按于腹前；随吸气，两踵上提，两掌上捧于头上，意想劳宫之气贯入百会。

要求：形正息匀，两眼垂帘。

本式可达：激活涌泉、联络上下、沉气丹田之功效。

广纳地阴

随呼气，两踵下落，两掌下按于胯旁。

继而，做悠、匀、细、缓的腹式呼吸6次。

要求：体松息和，两眼垂帘，意在涌泉采地阴之气。

本式可达：采阴济阳、改善消化、调节血压之功效。

气归丹田

随吸气，脚趾上跷，两掌外分于体侧；随呼气，脚趾抓地，两掌归气于丹田。一吸一呼为一次，共做6次。

要求：动作圆连柔缓，呼吸悠匀细长，意想内外之精华归入丹田。

医书云："养的丹田暖融融，此是神仙真要诀！"

本式可达：协调全身、增强气感、濡养丹田之功效。

意行任督

随吸气，脚趾上跷，两臂外分于体侧；随呼气，脚趾抓地，两臂内收，抱于腹前。接着意想，丹田温热，热流向下循行至会阴，过尾闾、夹脊、玉枕达百会，再经鹊桥而下回归丹田。如此共行三周。

要求：两臂如怀抱明月，呼吸自然，意如清溪淡流。

中医云："任督相通，百脉皆通。"

本式可达：沟通任督、疏导百脉、增强功力之功效。

做完后，两掌相叠于丹田。做搅海，左右各3次；鼓漱，36次；再将琼浆玉液分三口咽下，1，2，3。将两掌还原到腿上。

练功到此结束，望大家自慎自持，坚持练习，增慧筑基，永葆青春。

参考文献

［1］张广德.导引养生学［M］.北京：北京体育大学出版社，1993.

［2］李春才.医用静功学［M］.天津：天津科学技术出版社，1993.

［3］南怀瑾.静坐修道与长生不老［M］.上海：复旦大学出版社，1993.

［4］张广德.自律调节养生术［M］.石家庄：河北人民出版社，1994.

［5］印会河.中医基础理论［M］.上海：上海科学技术出版社，1984.

［6］王弼注，楼宇烈校.道德经［M］.北京：中华书局，2008.

［7］睦麟.黄庭经注解［M］.杭州：浙江古籍出版社，1988.

［8］吴志超.导引养生史论稿［M］.北京：北京体育大学出版社，1996.

［9］吴志超，胡晓飞.导引养生法解说［M］.北京：北京体育大学出版社，
2004.

［10］王冰注.黄帝内经［M］.北京：中医古籍出版社，2003.

［11］杨力.周易与中医学［M］.北京：北京科技出版社，2005.

［12］胡晓飞.乾隆健身术［M］.北京：东方出版社，2012.

［13］胡晓飞，庄永昌.体育养生功前热身［M］.北京：北京体育大学出
版社，2014.

［14］孔丘.尚书全集［M］.北京：海潮出版社，2013.

［15］老子.道德经［M］.西安：陕西人民出版社，1999.

［16］洪昭光.登上健康快车——讲课经典·健康行动［M］.北京：北京出版社，
2002.

［17］王者悦.中华养生大辞典［M］.大连：大连出版社，1990.